冀连梅谈：
中国人应该这样用药

MEDICINES
&DRUGS

冀连梅谈：
中国人应该这样用药
（图解母婴版）

冀连梅 著

江苏凤凰科学技术出版社

图书在版编目(CIP)数据

冀连梅谈：中国人应该这样用药：图解母婴版 / 冀连梅著. —南京 ：江苏凤凰科学技术出版社，2016.3
ISBN 978-7-5537-5663-9

Ⅰ. ①冀… Ⅱ. ①冀… Ⅲ. ①妇产科病－用药法－图解②小儿疾病－用药法－图解 Ⅳ. ①R710.5-64 ②R720.5-64

中国版本图书馆CIP数据核字(2015)第262955号

冀连梅谈：中国人应该这样用药（图解母婴版）

著　者	冀连梅
责任编辑	孙连民
策划编辑	齐文静　张　庆
特约编辑	董艳慧　韩　墨
责任校对	郭慧红　孔智敏
出版发行	凤凰出版传媒股份有限公司 江苏凤凰科学技术出版社
出版社地址	南京市湖南路1号A楼　邮编：210009
出版社网址	http://www.pspress.cn
经　销	凤凰出版传媒股份有限公司
印　刷	三河市金元印装有限公司
开　本	700mm×1000mm　1/16
印　张	20
字　数	219千字
版　次	2016年4月第1版
印　次	2016年4月第1次印刷
标准书号	ISBN 978-7-5537-5663-9
定　价	48.00元

谨以此书献给我的先生和女儿嘉嘉，

感谢他们对我做科普工作的理解和支持！

推荐序一

医患携手科普路，共筑医疗中国梦

励建安　国际物理医学与康复医学学会 (ISPRM) 主席
北京和睦家康复医院首席康复医学专家
美国国家医学院 (NAM) 国际院士

认识药师冀连梅，是因为我们有在和睦家康复医院共事。和睦家康复医院是全国具有代表性的高端康复医院，很多人都不太清楚康复医院是什么样的医院，以为是养老院一样的性质，这就好像几年以前，绝大多数的中国人都不清楚药师这个职业究竟是做什么的，大家都直观地觉得，他们只是负责拣药然后在柜台把药发给患者。

直到冀连梅开始在新浪微博这个平台做科普，越来越多的中国家长了解了药师这个职业。通过阅读冀药师的文章，很多家长长久以来陷入的用药误区得以厘清，困惑得以扫除，在给孩子或家人用药时，多一分安全保障。

中国人对于医生的了解，还停留在内外妇儿治病救人的层面，其实，随着医学的发展、国内医疗水平的不断提高、和国际化的逐步接轨，中国有越来越多的医务工作者，是像冀连梅这样的，从事着“后勤”类的医疗工作，没有救死扶伤的强烈光环，但同样也是健康的重要守护者，在这些岗位上的医务工作者，多出来做公益做科普，能让大众对医学和医疗有更多面向的了解，更能让大众在求医问药的道路上少走弯路。

我常常看冀连梅药师发的微博、微信内容，我发现，很多内容其实是老生常谈，比如抗生素究竟能不能用、该怎么用，虽然一直在讲，但始终还是有人在问。做科普就是这个样子，要不厌其烦不断地讲，每多讲一次，就能多几个人了解这部分知识，甚至就能有一两个小孩免于错误用药。用药知识的科普，需要像冀连梅药师这样的专业人员和有爱心的家长们携手来做，科普知识和正能量传播得越远越广泛，距离更安全更便捷的医疗中国梦就又近了一步。我们不仅需要具有高精尖技术的医学精英，同样需要有冀药师这样面向大众，立志科普、无私奉献的医学人才。

推荐序二

我们赶上了中国医疗的好时代

张　强　北京和睦家医院血管外科首席专家
上海沃德医疗中心首席血管专家
中国医生自由执业的代表性人物
中国首家医生集团创始人

看到我写下的这个标题，大多数读者肯定会嗤之以鼻，觉得这个医生在吹牛在忽悠，看病难挂号难的问题不见解决，大医院人满为患，那么多人看不上病、住不上院、缴不起费，怎么能说这是中国医疗的好时代呢？

我之所以这样说，是因为目前中国医疗发展的趋势是积极的、开放的、多元的，让医生和患者都能看到希望和奔头。拿手里的这本《冀连梅谈：中国人应该这样用药（图解母婴版）》来说，在十年以前甚至我们父辈的时代，人们知道药师是做什么的吗？会有人去买一个药师写的书吗？吃药有什么难的，医生让怎么吃就怎么吃。当时的人们，信息渠道是单一的，医疗对于大众来说是绝对的卖方市场，除了听医生的，人们很难有更多的选择。

但这几年，事情发生了翻天覆地的变化，像冀连梅药师这样的医学专业工作者开始踏上互联网、新媒体迅速发展的快车，利用业余时间，充满责任感地借助新媒体把专业靠谱的知识传播出去，让更多人听到看到，从而受益，这和以往有了很大的不同。坦白讲，很长一段时间以来，患者能够听到的医疗建议往往背后潜藏着医生、医院的利益，所以常常会出现怪力乱神的伪科学言论，而冀连梅药师以严谨的科学态度、理性的科普精神，以科学严谨、理性实用、及时有效的方式，一步步拆除了隔在医患之间的“围墙”，真正实现了白色巨塔外的用药启蒙。就此而言，对于医患双方来说，这真称得上是一个好时代！

我坚信，我们这一代人有望迎来医疗产业跨越式的变革。而这一切，就从这样一本科普书起步，从每个有良知的医生的公益科普开始。

自序

做学习型父母，给孩子一生健康

2007年年底，我在美国新泽西州工作期间怀上了女儿嘉嘉。孕八周的时候，我第一次去产科医生的诊所产检。产检当天，我和产科医生的沟通和检查进行得非常顺利，结束后诊室工作人员拿着账单让我签字。随后这张账单被寄到了我的医保公司Aetna，他们会支付我孕期的所有医疗费用。医保公司收到我的账单后，立刻用快递寄了一摞资料给我。让我意外的是，在一堆广告宣传页中，有一本厚厚的美国妇产科协会编著的孕产期科普书。书写得浅显易懂，事无巨细地讲解了孕产期必备的基础医学知识，包括各项孕检的时间、检查的目的、产后妈妈的注意事项以及宝宝出生后的日常护理等内容。同时，书中还运用图表的形式形象地描述了不同孕周妈妈身体发生的一系列变化和宝宝的生长发育情况等。在每个章节的最后，还有关于孕产期常见问题的问答。

医保公司送书给孕妇是想达到运用知识普及控制医保费用的目的。如果孕妇认真阅读科普书，掌握科学的孕产知识，并运用这些靠谱的知识把自己和宝宝照顾好，就可以少生病，少生病就会少看病，也就在无形中为医保公司节省了一大笔费用。

当时，由于我父母不在身边，我又是第一次怀孕，不懂的东西有很多，因此整个孕期，我都对这本书爱不释手，放在枕边随时查阅。它不仅使我学习到了知识，还有效缓解了我的焦虑。记得孕期最让我焦虑的一件事是唐氏筛查（俗称“唐筛”）。我在孕17周的时候做的唐筛，结果出来是1/52。产科医生打电话告诉我结果属于高风险，需要两周后去做羊膜腔穿刺（俗称的“羊穿”）。医生在电话里一说高风险，我的脑袋立刻就蒙掉了，完全想不起来要问医生什么问题。放下电话后，各种担心、各种焦虑接踵而来：我的宝宝万一是痴呆儿怎么办？“羊穿”一定要做吗？“羊穿”会不会导致流产？“羊穿”会不会很疼？……所有这些疑问，很快我就在医保公司送的科普书里找到了答案：唐筛本身是评估风险而不是诊断疾病，假阳性的结果也很常见，“羊穿”的结果才是最终的诊断。“羊穿”也没有传说中的那么可怕，美国“羊穿”流产率总体不到1/1000……学习到了这些知识，我的焦虑也随之缓解。两周后的“羊穿”做得很顺利，宝宝健康，唐筛结果只是虚惊一场。

身为工作在临床一线的专业药师，我每天都会接触到焦虑的年轻父母。孩子生病本身就已经让他们心力交瘁，但在“以药养医”这种不健康的医疗体制下，他们还得在用药问题上伤透脑筋：孩子的病要不要吃药？不吃药有没有可能自愈？不能自愈的话，该吃哪种药，不该吃哪种药？该吃的药应该怎么吃？诸如此类的问题让爸爸妈妈们焦头烂额。尽管我每天可以像自动答录机一样不厌其烦地解答网友们的问题，但毕竟一个人的时间和精力都很有限，能解答的人数也很有限。受医保公司送书给我的启发,2013年底,我出版了自己的第一本用药科普书《冀连梅谈:中国人应该这样用药》,反响非常好,成为很多读者的枕边书。他们习惯了遇到用药问题随手翻看我的书,及时缓解了用药方面的焦虑,这本书也因此一跃成为畅销书。

为了将用药科普知识传播得更广,惠及更多年轻父母,2015年,我在北京、天津、成都、长春、潍坊、淄博、西安、聊城、南宁、大连、济宁、烟台、常熟、台州、株洲、宜昌、义乌、嘉兴、沈阳、珠海等城市做了20多场安全用药的公益讲座,每场讲座的人数从几百到上千人不等,我能感受到家长们积极的学习热情。同时,我也注意到一个现象,就是一些家长虽然带着我的书来现场找我签名,却没有时间和精力完整地读完整本以文字为主的书。有些人即便读完了全书,还会问我一些书里能找到答案的问题。针对这一现象,我认真进行了思考。在微博、微信全面普及的今天,人们在日常生活中习惯了随手获取碎片化信息,一篇文章的文字如果超过1000字,就会有很多人直接选择忽略而不去阅读。根据五年来写科普微博的经验,我想或许手忙脚乱的新手爸爸妈妈们更需要一本在遇到用药问题时能速查速用的书,这也是本书图解母婴版的写作缘起。

在这本书中,我尽己所能将日常工作中积累的用药经验以患者故事的形式写出来。同时,为了帮助爸爸妈妈们及时解决用药的疑问,我从自己解答过的海量真实患者问答中精选出最具有代表性的内容写进书中。本着重要的事情说三遍的原则,又将知识点以清晰明了的“一图看懂”的形式来加深记忆,并在每节最后着重提醒爸爸妈妈们出现哪些情况时需要及时就医。

从当年的新手妈妈成长为如今从容淡定的妈妈，我的切身体会使我相信：为人父母是一个需要终生学习的“职业”。世上没有天生的好父母，好父母都是学习型的。父母爱学习，孩子少遭罪，在当今医疗环境下尤其如此。在普及科学用药的道路上，我会继续前行，期待越来越多的爸爸妈妈们与我一路同行！

最后需要特别说明的是，这本书不能取代医生，不能取代医生给出的诊断，也不能取代医生提出的治疗方案。本书的目的在于普及用药常识，更新母婴用药观念，希望爸爸妈妈们具备理性良好的判断力，在就医的过程中能经常向医生提出问题，真正参与到对自己和孩子疾病的治疗决策中，把健康掌握在自己手中。

冀连梅

2016 年 3 月于北京

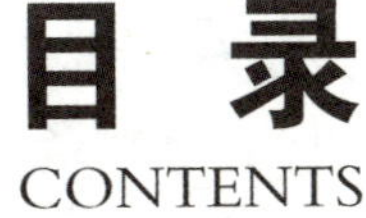

目录
CONTENTS

第一部分
妈妈安全用药，宝宝一生健康

01 孕期生病别硬扛，该用药时还得用

孕期用药的常见问题・32

用药要看清安全分级・32

X 光、避孕药，未必会致畸・35

严重孕吐巧用药物缓解・38

不吃药，感冒也能好・38

鼻炎难受可用喷剂・42

异维 A 酸治疗痤疮明确致畸・45

湿疹护理重在保湿护肤和合理用药・46

预防妊娠纹，适当涂抹橄榄油・48

单纯孕期尿频无须用药・49

调理便秘，谨慎用药・50

切忌滥用安眠药・53

缓解腿抽筋，还得热敷和按摩・54

疫苗接种，需遵医嘱・54

补铁、补钙首选食物获取 · 56
服用中药也有安全风险 · 57
这些抗生素孕期可使用 · 57
偶有化妆无大碍 · 59
一图看懂　孕期用药 · 60
冀药师提醒 · 61

02 哺乳期用药需谨慎：小细节，大影响

哺乳期用药的常见问题 · 67
必须远离的禁用药物 · 67
服药量不足，药效打折扣 · 70
信息滞后的药品说明书 · 71
给宝宝最好的母乳 · 73
乳头被咬破，擦点羊脂膏 · 73
急性乳腺炎，慎用抗生素 · 74
暂停哺乳再恢复，时间有讲究 · 76
回奶也有药物选择 · 77
避免使用复方感冒药 · 78
鼻炎局部用药，也能照常哺乳 · 82
湿疹瘙痒，慎用药物缓解 · 83
荨麻疹，大多数抗过敏药都能用 · 83
患了带状疱疹，避免与宝宝亲密接触 · 85
脚气煎熬，可短期使用外用药 · 85
眼睛不舒服，区分病情选用三类眼药水 · 86
胃疼用药要对症 · 89
腹泻首先找原因 · 89

哺乳期妈妈可接种流感疫苗 · 90
那些早该被禁止的减肥药 · 90
哺乳期也要注意避孕 · 92
一图看懂　哺乳期用药 · 94
冀药师提醒 · 95

第二部分
宝宝安全用药，全家幸福安康

01 接种疫苗：一类必须打，二类按需选

疫苗接种指南 · 103
疫苗制备工艺分两种：灭活和减毒活疫苗 · 103
卡介苗接种后要复查 · 104
乙肝疫苗接种后要查抗体滴度 · 104
6 种人不宜接种麻腮风疫苗 · 104
你需要知道的二类疫苗接种细节 · 107
3 种肺炎疫苗的适应人群 · 109
接种了流感疫苗也有可能得流感 · 111
被猫狗咬伤必须接种狂犬病疫苗 · 111
接种破伤风疫苗需区分不同情况 · 112
一图看懂　疫苗接种 · 113

02 湿疹皮肤害怕干燥，做好保湿事半功倍

湿疹用药的常见问题 · 119

湿疹病因复杂，无法根治 · 119
抗组胺类抗过敏药可止瘙痒 · 122
皮肤破溃小心感染 · 123
严重顽固性湿疹需推迟疫苗接种 · 123
对付湿疹，激素药膏当用则用 · 124
某些纯中药膏实则不纯 · 128
大多时候，查找过敏原意义并不大 · 129
衣物选择有讲究 · 130
控制温度也是缓解湿疹的有效方法 · 130

一图看懂　湿疹用药 · 131

冀药师提醒 · 132

03 勤换纸尿裤及时清洗，宝宝不再红屁股

尿布疹用药的常见问题 · 137

三大原因让宝宝患上尿布疹 · 137
治愈尿布疹，干燥、清洁、护臀霜一个不能少 · 138
爽身粉不能代替护臀霜 · 140

一图看懂　尿布疹用药 · 142

04 感冒不吃药，七天也可好

感冒用药的常见问题 · 148

快速分辨感冒类型 · 148

水是最好的降温药 · 151

有痰咳嗽，用药选化痰不选止咳 · 153

肺炎是否使用抗生素需医生评估 · 157

海水喷雾剂可缓解流涕症状 · 157

4 岁以下儿童，不推荐使用感冒药 · 158

感冒药和退烧药不可叠加使用 · 160

感冒不一定要吃消炎药 · 164

治疗感冒不要迷信输液 · 164

中药也是药，是药三分毒 · 165

吃母乳过药不可行 · 165

反复感冒推荐接种流感疫苗和肺炎疫苗 · 166

一图看懂　感冒用药 · 167

冀药师提醒 · 168

05 幼儿急疹，家庭护理最关键

幼儿急疹用药的常见问题 · 173

热退疹出是幼儿急疹最大特征 · 173

一般性幼儿急疹无须使用抗生素 · 176

幼儿急疹可自愈，无须特别预防 · 177

一图看懂　幼儿急疹用药 · 178

冀药师提醒 · 179

06 热性惊厥，多无不良后果

热性惊厥用药的常见问题 · 185

短暂热性惊厥不会损伤宝宝大脑 · 185

热性惊厥会自行停止，切忌人为干预 · 186

单纯热性惊厥不会发展为癫痫 · 188

热性惊厥不影响宝宝疫苗接种 · 189

一图看懂　热性惊厥用药 · 190

冀药师提醒 · 191

07 缓解便秘不能只靠药物

便秘用药的常见问题 · 197

什么才是真正的便秘？ · 197

四大原因造成宝宝便秘 · 199

缓解便秘，开塞露不可长期使用 · 202

黄连素化水温敷可治疗肛裂 · 205

反复便秘要首先排除肠道器质性病变 · 206

排便训练可多方引导，注意细节 · 206

一图看懂　便秘用药 · 208

冀药师提醒 · 209

08 秋季腹泻"猛于虎"，补液退热自然好

秋季腹泻用药的常见问题 · 215

秋季腹泻并不只发生在秋季 · 215

及时补液避免引发脱水 · 216

涂抹护臀膏预防宝宝臀部溃烂 · 217

秋季腹泻可自愈，无须使用抗生素 · 217

使用补液盐遵循少量多次原则 · 220

接种疫苗可预防秋季腹泻 · 222

一图看懂　秋季腹泻用药 · 223

冀药师提醒 · 224

09 川崎病不是疑难杂症，早诊断早治愈

川崎病用药的常见问题 · 228

六大症状确诊是否川崎病 · 228

阿司匹林为治疗川崎病主要用药之一 · 231

患了川崎病，某些疫苗需延后接种 · 233

一图看懂　川崎病用药 · 234

10 60年安全验证：远离蚊虫叮咬还得靠驱蚊液

蚊虫叮咬用药的常见问题 · 239

炉甘石洗剂、薄荷膏均可止痒 · 239

驱蚊花露水，合理使用安全无忧 · 241

物理防蚊为蚊子布下天罗地网 · 244

民间驱蚊偏方并无有效证据 · 245
流行驱蚊手段很多是忽悠 · 246
一图看懂　蚊虫叮咬用药 · 247
冀药师提醒 · 248

11 维生素 D，宝宝成长不能少

补充维生素 D 的常见问题 · 253
宝宝佝偻病不是缺钙而是缺维生素 D · 253
如何判断是否缺乏维生素 D · 255
维生素 D 的补充需要系统管理 · 256
维生素 A 和维生素 D 不必一起补 · 260
一般情况不推荐宝宝额外补钙 · 262
一图看懂　补充维生素 D · 263

第三部分 给宝宝喂药的常识和海淘药物

01 喂药难，只因这些常识你不懂

有关喂药的常见问题 · 271
做好准备工作，喂药更加顺利 · 271
喂药姿势不对，容易造成呛咳或窒息 · 272

喂药最佳时机有讲究 · 272
药物剂型不同，喂药方式有别 · 273
喂药有禁区，小心别误入 · 277

02 海淘药真的比国货好吗？

有关热门海淘药物的常见问题 · 283
慧眼辨真伪，品质有保证 · 283
小蜜蜂紫草膏不是“万用膏” · 283
海淘维生素不能当糖吃 · 284
顺势疗法其实就是心理安慰 · 285

附录 1：疫苗接种须知 · 288
附录 2：孕期用药须知 · 293
Q&A 快速参考 · 302

第一部分

妈妈安全用药，宝宝一生健康

宝宝能够平安地出生和成长是所有妈妈共同的心愿。从怀孕开始，长达280天的孕期及延续几年的哺乳期，妈妈们难免会有生病或身体不适而需要吃药的情况。但妈妈们担心服用药物会对孩子造成影响，因而对孕期和哺乳期用药存在许多疑惑和恐惧！

合理用药，不仅关系母亲的生命安全，对孩子的正常发育和健康成长，也有着十分重要的意义。让我们一起来了解一些孕期和哺乳期妈妈必须知道的用药常识，把健康掌握在自己的手里。

01

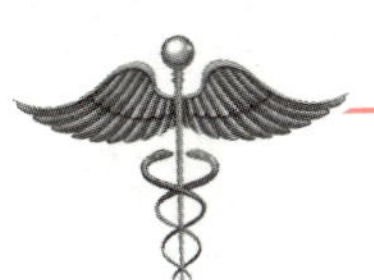

孕期生病别硬扛，该用药时还得用

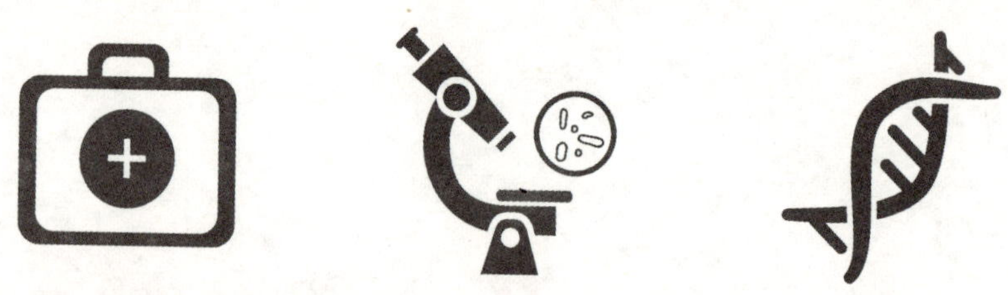

有一次我值夜班，将近半夜时，窗口来了一个很帅气的年轻男士，他有些拘谨地问我："医生（又一个把药师误认成医生的人，我一两句话对他解释不清楚药师和医生的区别，只能随他叫了），你们这儿有爱乐维牌的叶酸卖吗？"

我以为自己听错了，就问他："你要买爱乐维还是叶酸？"结果，他很确定地告诉我说："我要买叶酸，爱乐维牌子的。"这下，我疑惑了，不由又问了一句："这个牌子的叶酸是医生推荐你买的吗？"果然，他回答："不是，是我老婆的朋友推荐的。"听到这儿，我心中有数了。我告诉他："叶酸是一种含单一有效成分的维生素，会由不同药厂生产，因此会有不同的商品名，也就是你说的牌子，例如北京斯利安药业生产的叶酸叫斯利安，北京鑫惠药业生产的叶酸则叫惠婷等。但据我所知，中国药品市场上没有爱乐维牌子的叶酸。你说的爱乐维，其实是孕期服用的一种复合维生素的牌子。这种药里面包含 12 种维生素、7 种矿物质和微量元素，如含维生素 A 1.2 毫克、钙 125 毫克、叶酸 0.8 毫克、铁 60 毫克等，它只是刚好包含叶酸这种成分，但并不是只含叶酸这一成分的药品。由于孕期复合维生素药片的片型通常比较大，吃进去胃里可能有不舒服的感觉，一般推荐怀孕的中后期服用，以避开孕早期的早孕反应。"

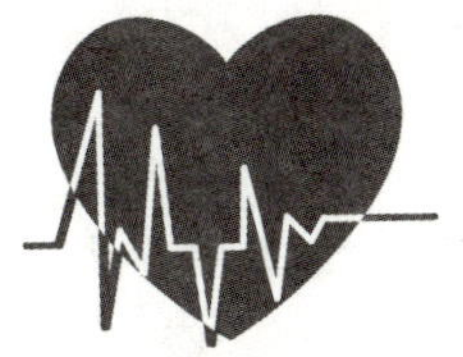
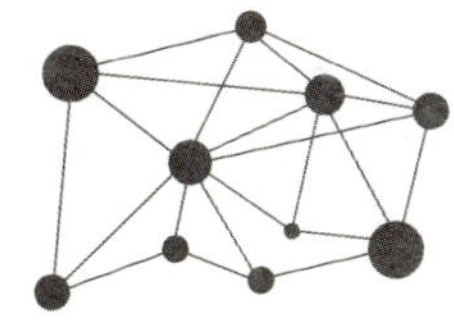
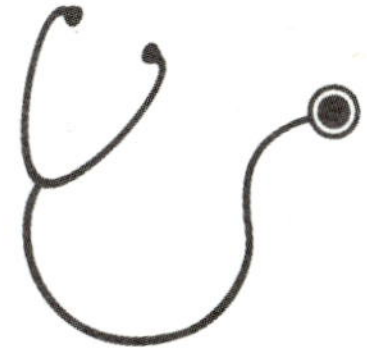

为他解释完这些后，我又继续问他：“你为什么要买叶酸呢？”

他有点儿不好意思地说：“我和我老婆计划要宝宝，听人说提前吃叶酸可以预防宝宝脊柱裂，所以打算买一些在备孕的时候吃。”

弄清了他买药的目的，我告诉他：“我们药房有备孕时可以服用的普通叶酸片，每片含叶酸 0.4 毫克，一盒 31 片，健康备孕女性每天补充 1 片就可以，可以一直补充到怀孕后的头 3 个月。这种备孕时吃的叶酸片属于非处方药，不需要医生开处方就可以直接在药房或者药店买到。头 3 个月过后，胎儿对维生素的需求量会增加，这时候通常会建议把叶酸换成孕期复合维生素，也就是爱乐维这类的药品。

“当然，孕期复合维生素不是只有爱乐维这一个牌子，还有其他牌子的，比如玛特纳，它们的作用都差不多。这类孕期复合维生素中通常含叶酸 0.8 毫克或者 1 毫克，服用它的时候就不需要再额外补充叶酸了。通常情况下，医学上认为健康备孕或者孕期女性每天补充 0.4 ～ 1 毫克的叶酸是安全的。之前怀过神经管畸形（脊柱裂）宝宝的女性以及家族中有过神经管畸形宝宝生育史的女性，叶酸的补充量会大些，需要每日补充 5 毫克。药房里也有每片含 5 毫克叶酸的叶酸片卖，但这种叶酸是给我前面说到的那几种有特殊孕产史的女性用的，属于处方药，要凭医生的处方在医生的指导下服用。”

“我老婆身体很健康，我们没有这类家族病史，以前也没有生过宝宝，我们不需要每片含 5 毫克叶酸的叶酸片。”他听完我的解释，迫不及待地向我说明了他妻子的身体状况。

“那 0.4 毫克的叶酸就适合你妻子，你要买几盒？”我直截了当地问。

“我给我老婆打个电话，是她让我来买爱乐维牌叶酸的，既然你说没有，我得把你告诉我的情况和她说一下，看她是不是还要买。”说完，他走到旁边去打电话了。

? 你知道吗

健康备孕女性每天补充0.4毫克叶酸即可，可以从备孕开始一直补充到怀孕后的头3 个月。

过了一会儿，他再次回到窗口，让我卖给他一盒 0.4 毫克的叶酸。

“一盒只够吃一个月，通常一对健康的夫妻如果没有避孕，一年之内怀孕的概率也就 80% 左右，因此备孕这件事需要时间和耐心。你可以考虑多买两盒，怀上了还要继续吃呢，况且，这个药也不贵。”我给了他一个数量上的建议。

“那给我三盒。”他很爽快地同意了。

“如果三盒吃完了还没怀上，需要继续吃吗？长期吃会不会对身体有伤害？”他的问题又来了。

这真是个很体贴妻子的老公，这么细致的问题都问出来了。其实，备孕期间可以一直吃叶酸，因为这是一种我们身体日常需要的维生素，普通人从饮食中获取就够了，孕期由于胎儿也需要，所以孕妈妈要额外补充，而且叶酸补充剂中的叶酸能比食物中的叶酸更好地被身体吸收利用。每天 0.4 毫克的叶酸补充量不会对身体造成伤害，强调怀孕前就要开始吃是为了使备孕女性体内的叶酸维持在一定的水平，以保证胎儿早期有一个较好的叶酸营养状态。有研究表明，女性在服用叶酸后，要经过 4 周左右的时间才能改善体内叶酸缺乏的状态，因此，在怀孕早期，也就是胎儿神经管形成的敏感期，需要有足够的叶酸才能满足神经系统的发育，而且要在怀孕后的头 3 个月坚持吃才能较好地预防神经管畸形。

我向他详细说明这些情况后，拿了三盒药给他，交代他提醒妻子每天在固定时间吃药，最好选择一个容易记住的时间，也不用太在意是饭前吃还是饭后吃，因为这个药的吸收与饮食关系不大。他拿了药，向我道过谢，表情轻松地去收银台付费了。■

? 你知道吗

有研究表明，女性在服用叶酸后，要经过4周左右的时间才能改善体内叶酸缺乏的状态，叶酸即使长期服用，也不会对身体造成伤害。

孕期用药的常见问题

用药要看清安全分级

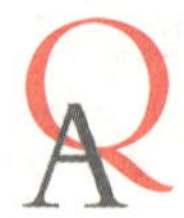

孕妈妈用药需要遵循什么原则?

为保证药物使用的合理安全，孕妈妈用药要遵循以下三个原则：

◆**在孕期头 3 个月内应尽量避免使用任何药物。**没有任何一种药物对胎儿是绝对安全的，只有当药物对孕妈妈的益处大于对胎儿的威胁时才可以考虑用这个药。另外，怀孕头 3 个月是胎儿发育的敏感期，是胎儿身体各组织及器官的分化阶段，最容易受到药物的影响，因此这个时期应该尽量避免使用任何药物。

◆**不得已必须使用药物时，应尽可能选择临床使用时间长的安全药物。**强调药物“临床使用时间长”，是因为药物对胎儿的作用可能与预期发生在孕妈妈身上的作用不同，这种不同要经过长期的临床使用才可能被发现。比如沙利度胺（俗称反应停）曾被作为孕早期止吐药使用，结果导致一批畸形婴儿出生。这些畸形婴儿没有手臂和腿，手和脚直接长在躯干上，样子像海豹，被称为“海豹儿”。至此，人们才发现这种药物的致畸作用，该事件被公认为医学史上迄今为止最大的药害事件。

“安全”，是指尽量选择使用美国食品药品监督管理局（FDA）规定的孕期安全分级为 A 级或者 B 级的药物。目前孕期用药的参考主要基于

FDA 制定的孕期安全药物分级。FDA 规定孕期安全用药分五级：

药物级别	定义	使用情况
A 级	指动物试验和人类试验结果均表明安全的药	属于 A 级的药物比较少，有左甲状腺素、叶酸、孕期多种维生素等药物
B 级	指动物试验显示安全，或者动物试验结果显示不安全而人类试验显示安全的药	包括青霉素类以及头孢类抗生素等药物
C 级	指动物试验显示不安全而人类试验没有做过的药	目前 60% 以上的药物划分入 C 级，属于既不能排除有危害，但同时潜在的益处又超越潜在的危害的药物
D 级	指人类试验显示对胎儿有危害，但当孕妈妈有严重疾病时可以考虑使用的药	孕妇处于危及生命或严重疾病的情况下，如果其他较安全的药物不能使用或使用无效，考虑使用本药物的利大于弊时，才能使用这类药物
X 级	指禁用的药	孕期应该绝对禁止使用 X 级药

在常用药物中 X 级的药物并不多，例如过去曾经广泛使用的性激素己烯雌酚，20 世纪 50 年代初曾被用于治疗先兆流产，结果发现生出的一些女孩在随后的成长中会得阴道腺病或者阴道透明细胞癌，因此把这个药划归 X 级。

从这里也可以看出，药学是不断更新、不断修正的科学，以前一直常规使用的药物，经过广泛使用后才发现它可能的危害，这个时候会结合它最新的临床发现做出修改，也会相应地修改这个药的孕期安全分级。

比如最近一次 FDA 作的修改是关于硫酸镁针剂的，依据 FDA 收集到的不良反应数据，孕妈妈连续使用硫酸镁针剂超过 5 天，会导致正在发育的胎儿骨骼受损。据此，FDA 将硫酸镁针剂的孕期安全分级由原来相当安全的 A 级改为可能致畸的 D 级。

◆ **使用药物时选择最小有效剂量和最短疗程。**比如广泛用于孕期退烧止痛的药对乙酰氨基酚，在 FDA 制定的孕期安全分级中是 B 级，如果每次使用这个药的最小有效剂量为 500 毫克，同时只是有症状时才吃，没有症状就不吃的话，孕期使用是安全的。如果每次使用这个药超过 1000 毫克或者长期大量使用的话，就有可能会对胎儿产生影响，文献上就有孕妈妈长期大量服用对乙酰氨基酚导致新生儿肾衰竭的记载。

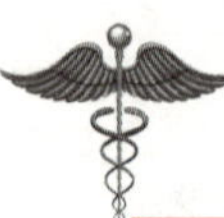

目前中国孕期用药尚无安全分级

目前中国有关孕期药物使用的经验均来自临床前的动物试验，对于在动物身上有明确致畸的药物，中文药品说明书标注“孕妇禁用”；对于不能肯定致畸的药物，中文药品说明书标注“孕妇慎用”。这种宽泛的标注，常常会与 FDA 的分类产生冲突。比如妇产科孕期常用的抗生素甲硝唑阴道泡腾片，FDA 的分级是 B 级，可以在孕期使用，而中文说明书标注的是禁用。当出现这种冲突时，最好的解决办法是在医生的指导下，参考国内外最新的临床数据来更加安全合理地使用药物。

X 光、避孕药，未必会致畸

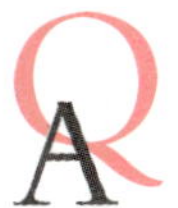

单位组织体检照了 X 光，感冒也吃过一些感冒药，最近发现意外怀孕了，宝宝还能要吗?

国外大量的临床证据表明，孕早期（注意：这里特指孕 4 周之前，也就是从末次月经第一天开始往后数 28 天的时间内）用药或者接受了 X 光照射，对肚子里宝宝的影响只有两个结果：第一种结果是宝宝接受了全部不利影响，自然流产；第二种结果是宝宝没有受到不利影响，自然正常生长下去。

这就是目前国际上公认的孕早期“全或无”的理论。也就是说，在孕 4 周之前用药或者照 X 光，不会出现人们所担心的生出畸形宝宝的结果。

因为在早孕阶段（即孕 4 周之前），精子和卵子才刚刚结合，正忙着在子宫安营扎寨呢。这个时候，受精卵只是进行了简单的细胞分裂，实现了相同细胞数量上的增加，但还没分化出不同的细胞，也没分化出组织和器官，既然还没分化出器官，也就谈不上形成器官上的畸形，所以根本不会生出人们所担心的畸形宝宝。另外，胚胎在细胞分裂过程中，有一个自我纠错功能，如果细胞分裂顺利，胎儿就会健康成长下去，如果细胞分裂不顺利，宝宝就会被自然淘汰掉。

很多人，包括一些医务人员，都不一定懂得这个道理，一听说怀孕早期吃了药或者照了 X 光，就建议把胚胎打掉，由此产生了很多人间悲剧。很多孕妈妈为了保险起见，听从医生的建议把胎儿打掉，其实打掉的却是健康的胎儿。有些人打掉胎儿后身体还能恢复，可以再怀上宝宝，但有的人运气很不好，很可能就再也怀不上了。

还是要强调一下，这里说的情况是在孕 4 周前，意外怀孕的状况下吃过药或者照了 X 光，如果胚胎没有被自然流产流掉的话，可以考虑按照“全或无”的理论来保留宝宝。但对于计划怀孕以及备孕中的夫妻，为了避免因吃药或者照 X 光导致自然流产的情况发生，应该在每次吃药前或者照 X 光前先检测是否怀孕，确认没怀孕再吃药或照 X 光。另外，为保险起见，照过 X 光后的 3 个月内应该避免怀孕，包括男女双方。

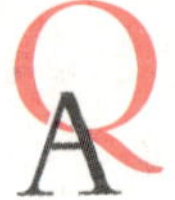

女性房事后吃了紧急避孕药，结果还是怀孕了，宝宝是否还能要？

回答这个问题之前，先了解一下什么是紧急避孕药。紧急避孕药的主要成分是孕激素左炔诺孕酮（比如大家熟知的毓婷）。这类药主要通过抑制卵巢排卵、阻止精子与卵子结合、防止受精卵在子宫着床来起到避孕的作用。它的用法是房事后 72 小时内尽早服用一片（0.75 毫克），12 小时后服第二片；或者两片（1.5 毫克）一起服用，目前市场上已经有了 1.5 毫克一片的紧急避孕药，比如金毓婷，吃一次就可以了。服后两小时内如果发生呕吐的话，应立即补服。

吃了毓婷也怀孕的人常常会怀疑自己可能吃到了假药：怎么吃了药还能怀孕呢？

事实上，这类药的避孕成功率并不是 100%，而是在 80% 左右，所以女性在服用这类药物后，还是存在 20% 的怀孕概率。如果服用的药物没能成功抑制卵巢排卵，没能阻止精子和卵子的结合，也没拦截住受精卵在子宫着床的话，那根据上述早孕期“全或无”的理论，这种情况下怀上的宝宝如果没有流产，完全是可以保留的。

这个理论给我们传递了一个信息：如果不是明确吃了孕期禁用的药物，不要轻易做出终止妊娠的决定，要顺其自然，静观其变。因为即使担心万一有什么问题，也可以随后通过医疗排畸检查手段进行排除。现在的产科检查技术已经相当成熟了，能通过 B 超、羊水穿刺以及其他各方面的检查手段了解胎儿发育情况。万一检查出胎儿发育出现了什么问题，再去终止妊娠也还来得及，不要轻易地对一个生命宣判死刑。

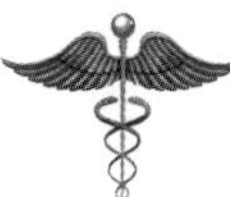

“全或无”理论特例药物

在孕早期，绝大多数药物都适用于前面提到的“全或无”的理论，未必会给胎儿带来伤害，但不容忽视的是，确实存在极少数不适用于这个理论的特例药物，例如利巴韦林、异维 A 酸（曾用名：异维甲酸），以及预防麻疹、风疹、腮腺炎的疫苗。由于这些特例药物在人体内的清除半衰期（药物浓度在血浆中降低一半所需的时间）比较长，身体要把药物完全从体内排出需要很长的时间，有时甚至是几个月的时间，同时这些药物又明确致畸，所以不仅孕妈妈不能服用，连备孕期女性也绝不可接触，否则药物残留在体内会增加胎儿畸形的风险。

严重孕吐巧用药物缓解

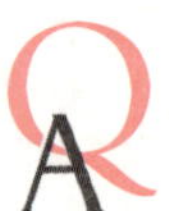

我现在孕八周，妊娠反应非常严重，几乎是吃了东西就反胃吐出来，请问有什么方法可以减轻孕吐？

细嚼慢咽，少食多餐，别让胃太饱，也别让胃太空；远离拥挤空间、人群密集的地方，远离餐馆、厨房、卫生间、菜市场等有刺激性气味的地方，这些办法有助于减轻孕吐。但若仍然不能改善，可以在医生指导下服用维生素 B_6 或者昂丹司琼。

不吃药，感冒也能好

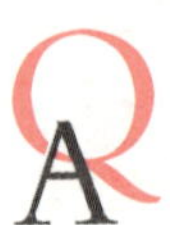

我怀孕 17 周，前几天开始嗓子疼，这两天就感冒了，发烧、流鼻涕、咳嗽，吃过几袋同仁堂的感冒清热颗粒还是不见好，请问应该怎么办？

根据描述，您患的应该是普通感冒，病程一般一周左右，通常可以自愈。患普通感冒时要多喝水，多休息，放松心情，尽量避免吃药。不要使用抗生素，也尽量避免使用强力的止咳药水，以及多种成分组合在一起的复方感冒药（如泰诺感冒片、白加黑、日夜百服咛等复方制剂）。因为这类药里的成分太多太杂，很难保证不对胎儿造成伤害。

如果发烧，不推荐用发汗、捂汗的方式退烧，这种方法会使孕妈妈瞬间体温升高，可能会损伤胎儿。可以采用物理降温法，如洗温水澡，用湿毛巾擦拭身体，泡泡脚，或煮点葱白、姜糖水喝，等等。体温大于

38.5℃时，在医生指导下，对症短期间断使用对乙酰氨基酚。

鼻塞严重时可以通过吸入热的水蒸气进行缓解，也可以选用安全的生理性海水鼻腔喷雾器护理。

嗓子疼可以选用淡盐水漱口，实在疼得厉害也可以吃对乙酰氨基酚缓解。

咳嗽可以通过多喝水以及睡觉时抬高床头至 30 ～ 45 度角的方式缓解，必要时，在居室内使用加湿器或者蒸汽机（女生用来蒸脸的那种机器）也能有效缓解咳嗽。

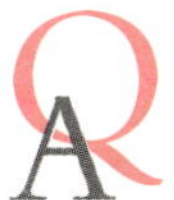

孕期患流行性感冒，症状主要是发烧、浑身无力，该如何处理？

流行性感冒一旦发病，体温通常都会很高。这种感冒是可以通过提前打流感疫苗预防的。如果没有提前打疫苗而感冒了，体温升到38℃以上会非常难受，这时可以吃对乙酰氨基酚退烧。对乙酰氨基酚是孕期使用最广泛、最安全的退烧止痛药，它在 FDA 发布的孕期安全用药分级里为 B 级。服用对乙酰氨基酚时按常规剂量和用法即可，并不是说孕妈妈就要减半，那样起不了作用，孕妈妈也应该根据成人的剂量来服用。

孕妈妈若患的是流行性感冒，若不是很严重，可以在家休息几天，自己对症处理。体温在 38℃以上，浑身无力，就要吃退烧药；但如果同时还伴有别的症状如嗜睡，或者是用药后高烧依然不退，就需要去看医生了。

普通感冒和流行性感冒的区别

	普通感冒	流行性感冒
病程	一周左右，通常可自愈	可自愈，通常需要药物辅助
症状	发烧、流鼻涕、咳嗽、嗓子疼	急起高热、全身疼痛、显著乏力和轻度呼吸道症状
护理	多喝水，多休息，尽量避免吃药；采用物理降温法，38℃以上需要吃退烧药；嗜睡或者高烧不退，尽快就医	
用药	不要使用抗生素，尽量避免使用强力止咳药水和复方感冒药，可服用对乙酰氨基酚退烧	

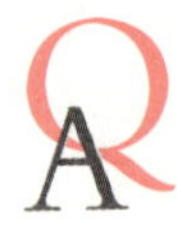

孕期流行性感冒该如何预防？

流行性感冒是可以通过注射疫苗来预防的，对于准备怀孕的女性，其实最保险的方式（国外很推崇这种方式，包括美国的妇产科协会也很推荐）是接种流感疫苗。任何时间都可以去接种，即使孕早期也可以。大规模临床证据已经证明孕期接种流感疫苗的收益大于风险，而且美国的流感疫苗和中国的流感疫苗并没有不同，疫苗使用的病毒株都是一样的，所预防的疾病也是一样的。

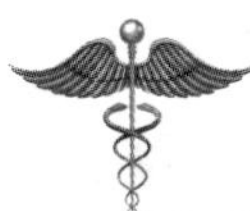

利巴韦林——被滥用的孕期禁用药

利巴韦林俗称“病毒唑”，就因为俗称里带有“病毒”二字，结果把大部分中国人带沟里去了，以为它对什么病毒都管用，于是就滥用这个药治疗各种病毒引起的病。

在这里先说说它在美国的使用情况，或许会对我们有些启示作用。利巴韦林是一种抗病毒的老药，不属于抗生素，在美国没有针剂，只有雾化吸入和口服两种给药方式。其中对于雾化方式，FDA 只批准它用于呼吸道合胞病毒引起的重度下呼吸道感染，尤其是早产儿、有肺部基础疾病的住院病人的感染，通常不用于治疗普通上呼吸道感染，也就是我们常说的病毒性感冒。另外，对于利巴韦林的口服方式，FDA 批准它与干扰素联合使用治疗慢性丙型肝炎，不推荐 3 岁以下的宝宝使用。

由于利巴韦林是老药，对它的临床研究很多，因此收集到的副作用也很多。用于宝宝常见的副作用包括：厌食、失眠、贫血、头疼等。除了常见的副作用，FDA 关于这个药有严重不良反应的警告，其中第一条就是：对胎儿有致畸性！即使接触低至 1% 的治疗剂量也会产生明显的致使胎儿畸形的可能性。因此育龄女性及其性伴侣应该在使用这个药的 6 个月内避免怀孕。怀孕中的医务人员也应避免为病人操作利巴韦林的雾化吸入。

鉴于其诸多需要监测的副作用，在美国它是处方药，必须凭医生处方购买并且在医生和药师的指导下使用，同时 FDA 要求医生给患者开这个药物时，必须提供给患者一份 FDA 审核批准的患者用药教育资料，这份资料应该用通俗的语言告诉患者服用时的注意事项。

由此可见，备孕女性及怀孕6个月以内的孕妈妈绝对不可以接触利巴韦林。如果有医生为你开具这种药物，你可以尝试着和医生沟通以上信息。曾经有微博上的粉丝和我提到，她和医生交流时，谈到这些，医生非常谨慎地为她更换了药物。可见，我们自己掌握一些用药常识，主动保护自己，是多么重要。

目前国内还有一种利巴韦林滥用的现象不容忽视，即使孕妈妈不直接使用药物，也可能会从别的途径接触到。曾经有网友在微博上告诉我一个触目惊心的现象，某些幼儿园为了预防手足口病，在每天晨检时给小朋友们喷利巴韦林，这是让人非常震惊的事情。看了前文你肯定已经意识到幼儿园不应该给小朋友每天喷利巴韦林，因为它不是一个预防性药物，不能像疫苗一样来预防疾病，同时也可能会对小朋友的健康造成伤害。另外，幼儿园里已经怀孕的老师和备孕的老师，要是不知道这种药对她们以及宝宝的潜在危害，每天给自己班级里的小朋友喷这种药，会给她们带来灾难性的伤害。不仅如此，这种滥用还会造成另外一种潜在危害：在幼儿园每天喷了利巴韦林的小朋友回家之后，如果密切接触了正在备孕或者已经怀孕的妈妈，都可能会对胎儿造成影响。

鼻炎难受可用喷剂

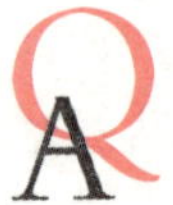

最近打喷嚏、流鼻涕、鼻塞等症状比较严重，如何知道自己是普通感冒还是过敏性鼻炎？

过敏性鼻炎和感冒都会有鼻痒、打喷嚏、流鼻涕、鼻塞等症状。区别它们主要看两点：一是感冒还常伴有发烧、头疼等全身症状；二是感冒是渐渐发病，一周左右症状会消失；而过敏性鼻炎发病快，只要过敏原存在，症状就会一直持续。

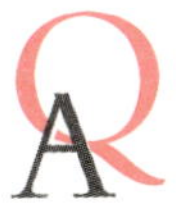

孕期缓解过敏性鼻炎用什么方法比较安全呢？

过敏性鼻炎是没办法去根的一种疾病。患过敏性鼻炎是因为身体的免疫系统出现了异常。我们正常的免疫系统，对花粉、尘螨这些东西是不会起反应的，因为我们的免疫系统能够识别它们，并无视它们。但是，患过敏性鼻炎的人则不然，免疫系统会把我们认为正常的东西当作异己去攻击。在攻击过程中，身体会产生抗体，在产生抗体的过程中，体内会有炎性物质分泌，这些炎性物质，比如组胺，会导致鼻塞、流鼻涕、打喷嚏，过敏症状就产生了，表现在鼻子上就是过敏性鼻炎。

缓解轻度过敏性鼻炎导致的鼻部症状，推荐用生理性盐水冲洗鼻腔，每天一到两次。市场上可以买到鼻腔清洗器和配套的清洗盐。用生理性盐水清洗鼻腔有三方面作用：第一，把鼻腔分泌物和过敏原从鼻腔清洗出去；第二，保持鼻腔湿润；第三，有研究表明，用生理性盐水冲洗鼻腔可改善鼻黏膜细胞功能，使鼻腔分泌物更容易排出。

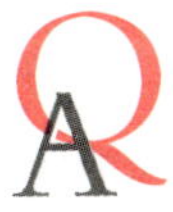

孕期过敏性鼻炎用生理性盐水仍然无法控制，可以使用药物吗？激素类鼻腔喷剂是安全可用的吗？它的作用原理主要是什么呢？

鼻炎症状无法控制的时候，就应该用药；否则的话，鼻子一堵塞，整个人的精神状态都不好，休息不好，供氧也不足，对胎儿的影响会更大。从这个角度来说，如果孕妈妈已不能忍受鼻炎等很多疾病时，是可以考虑用药的。孕育一个健康的宝宝，孕妈妈的精神状态很重要，你的情绪对宝宝的影响，要远比疾病、药物的影响大得多。

过敏性鼻炎是由我们免疫系统对外界的过激防御反应引起的，但我们又不能为了治疗过敏性鼻炎去破坏自身的免疫系统，所以只能针对它出现的症状来治疗。比如炎症，可以用激素类鼻腔喷雾剂去消炎，这相当于在鼻腔局部抑制身体产生免疫反应。使用鼻腔喷雾激素，这种给药方式只在鼻腔里发挥作用，不用将药物吃进去，所以叫局部外用。它作用的部位在鼻子，相应的副作用也在鼻子、嘴巴、喉咙的范围内，只是作用于局部，所以它对腹中胎儿来说没有太大影响，这些是有临床数据支持的。

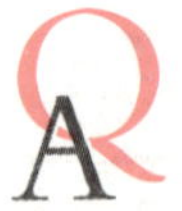

激素类鼻喷剂目前市面上有很多选择，哪种药对孕妇来说是比较安全的呢？

因为过敏性鼻炎不能断根，患病的人孕前用什么药，孕后就应该继续用什么药。如果说孕前没有过敏性鼻炎，孕后才出现过敏性鼻炎，这时首选的激素类鼻喷剂应该是布地奈德鼻喷雾剂（雷诺考特）。布地奈德属于 FDA 安全分类的 B 级，相对比较安全。对孕前就有过敏性鼻炎的孕妈妈来说，如果以前用的不是布地奈德，而是氟替卡松（如辅舒良），或者糠酸莫米松（如内舒拿）这一类的药物，怀孕后还可以继续使用这类药。虽然氟替卡松、糠酸莫米松这类药属于 C 级，但在孕期也被广泛使用，临床证据表明它们也是安全的。

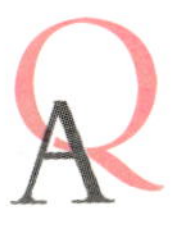

患过敏性鼻炎，孕期是否可以吃扑尔敏？

过敏性鼻炎患者，孕期可以服用抗组胺抗过敏药，其中扑尔敏属于临床使用时间比较长的，FDA 分级为 B 级的药物，孕期使用相对安全。第二代抗组胺抗过敏药中的西替利嗪也是 FDA 分级为 B 级的药物，也可以在医生的指导下选用。

异维 A 酸治疗痤疮明确致畸

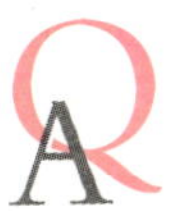

备孕或孕期可以用异维 A 酸治疗痤疮吗？

异维 A 酸类药物是维生素 A 的衍生物，在全球已上市 20 余年，是治疗青春痘的有效药物，包括口服制剂异维 A 酸胶丸（曾用名“异维甲酸”）和外用制剂维 A 酸（曾用名“维甲酸”）、异维 A 酸。**该类药有明确致畸胎作用，可导致胎儿自然流产或者新生儿先天性缺陷，包括神经畸形、颅面部和心血管畸形等。**如果不是患有结节囊肿性青春痘之类的重症或者出油特别多，一般不需要口服异维 A 酸类药物（如泰尔丝）。尤其是育龄女性，**不得不口服异维 A 酸胶丸时，服药后 3 个月内不能怀孕。外涂维 A 酸、异维 A 酸药膏时，停药的时间可以稍微短点，但也需要停药 1 个月以后才可以考虑怀孕。**

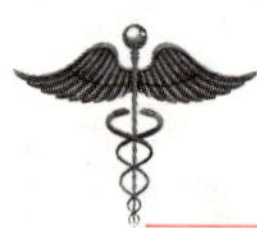

FDA针对口服异维A酸胶丸推行的防范措施

口服异维A酸胶丸一次的剂量就足以导致胎儿畸形，因此FDA推行的防范措施包括以下三种：

◆此药只能凭医生的处方购买，而且医生开出的处方有效期仅为7天，超过7天再去取药时，药师会拒绝发药并告知病人重新看医生开处方；

◆患者到药房取此类药时，必须提供有效的未孕证明才可以拿药；

◆患者必须在用药前后1个月和服药期间采用两种以上避孕方式（如口服避孕药＋戴避孕套）避孕。

目前这种药在我国的一些药房可以不用处方就能买到，实在令人担忧，也需要孕妈妈自身对此类药保持高度警惕。

湿疹护理重在保湿护肤和合理用药

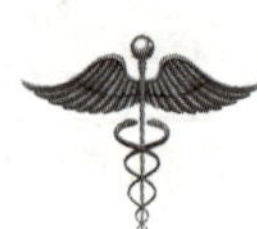

引起湿疹的原因

因为怀孕后体内雌激素和孕激素增加，孕妈妈基础体温也会随之升高，身体容易燥热，免疫系统也会发生变化，因此孕期皮肤容易过敏出现瘙痒症状，进而诱发湿疹。

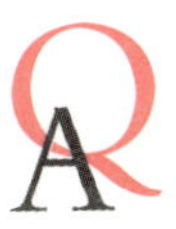

湿疹护理有哪些需要注意的地方吗？

湿疹护理首先要保持皮肤湿润凉爽，若皮肤温度过高则不利于湿疹的痊愈。所以，得了湿疹的孕妈妈，在夏天睡觉时最好开空调，尽量少出汗，不然湿疹很难痊愈。同时还要注意防晒，阳光照射也很容易诱发湿疹的反复发作。

在其他生活细节上，也要非常注意。比如，在选择衣服的清洗剂时，要注意不要选择含化学成分的碱性清洗剂，而要选用温和、低敏的品种。孕妈妈要避免直接接触化学物质的刺激，可以选用婴儿沐浴露来护肤，使用低敏的护肤霜。此外，还要避免物理刺激，比如说摩擦。不要穿化纤、毛、麻、真丝等材质的衣服，最好选择纯棉、透气、柔软的衣物。

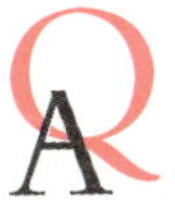

如果做了以上护理，湿疹还没好，可以用药物吗？用什么药物比较安全呢？

如果孕妈妈做了各方面的护理，湿疹还没见好，就需要考虑用药了。药物首选激素类外用药膏。药膏一定要从弱效激素开始用，比如丁酸氢化可的松（尤卓尔），或者是糠酸莫米松（艾洛松）。在短期用药后，一旦控制住症状，就应该只用保湿滋润霜护理皮肤，保持皮肤滋润，因为患湿疹的皮肤怕干燥。

孕期湿疹的护理和治疗

	措施或用药	作用
护理	夏天开空调，尽量不要出汗	保持皮肤湿润凉爽
	注意防晒	避免引发湿疹反复发作
	选用温和、低敏的衣服清洗剂	避免化学物质的刺激
	选用婴儿沐浴露	
	选择穿纯棉、透气、柔软的衣服	避免物理刺激
	使用保湿滋润霜	保持皮肤滋润
治疗	丁酸氢化可的松（尤卓尔）或糖酸莫米松（艾洛松）	短期内控制住症状

预防妊娠纹，适当涂抹橄榄油

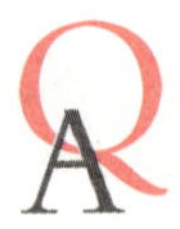

孕期为什么会长妊娠纹？是所有人都会长吗？

妊娠纹在医学上被称为“皮肤扩张纹”，又称为“萎缩纹”，是皮肤长时间被过度拉扯，皮肤下纤维组织断裂引起的。孕妈妈长妊娠纹是受到孕期体内激素变化和遗传因素的影响，一般在怀孕 5 ～ 6 个月的时候会生成。主要形成因素还是由于个人的遗传体质。有些孕妈妈孕期完全没有使用防护用品，也不会长妊娠纹；有些孕妈妈即使整个孕期细心护理，也会有恼人的妊娠纹长出来。细究起来，还是和遗传有关，这类女性的母亲大多也曾长过妊娠纹。

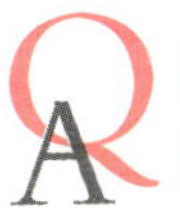

市面上有很多产品说可以有效预防妊娠纹，购买这些产品需要注意些什么？

这类产品有效性的证据不是很多，即使要用，也一定要从正规渠道购买正规厂家生产的产品，我就曾经接触过不少由于涂抹防妊娠纹的护肤产品而导致皮肤过敏的患者，出现这样的情况就得不偿失了。

目前比较安全的做法是每天适当涂抹橄榄油，这种方法虽然不能完全预防妊娠纹，但可以起到一定的保持皮肤滋润的作用。

单纯孕期尿频无须用药

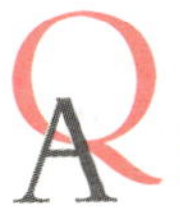

孕 10 周，半夜总会起夜，感觉有尿意，比较影响睡眠质量，这种情况正常吗？

孕妈妈发生尿频很常见。怀孕初期可能有一半的孕妈妈尿频，到了后期，有将近 80% 的孕妈妈为尿频所困扰，晚上不断起床跑厕所，严重影响睡眠质量。

尿频大多数是由于增大的子宫压迫到膀胱，让孕妈妈总是产生尿意。另外，某些孕期常见的疾病也会导致尿频。有些孕妈妈发现自己分泌物增多或尿频，以为是正常现象不加处理，或是担心服药会影响胎儿的健康发育而拒绝看病，最后反而可能会导致流产等严重后果。因此，尿频的孕妈妈必须注意是否有其他感染同时存在，比如念珠菌性阴道炎。这种疾病在孕期比较常见，治疗上也有孕期可以安全使用的药物，如克霉唑阴道栓以及外用乳膏，都属于 FDA 安全分级为 B 级的药物，可以在医生的指导下放心使用。

调理便秘，谨慎用药

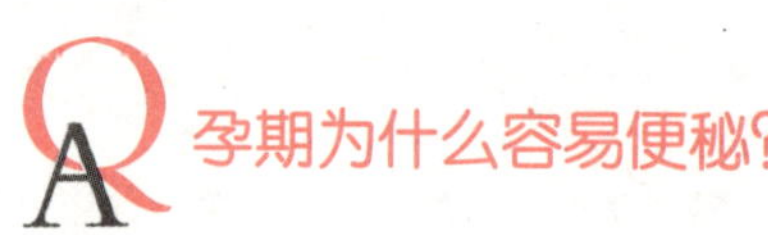

孕期为什么容易便秘?

首先，怀孕后，在体内激素变化的影响下，胎盘分泌大量的孕激素，使胃酸分泌减少、胃肠道的肌肉张力下降及肌肉的蠕动能力减弱。这样，就会使吃进去的食物在胃肠道停留的时间加长，不能像孕前那样及时排出体外。

其次，由于食物在肠道停留时间加长，食物残渣中的水分又被肠壁细胞重新吸收，致使粪便变得又干又硬，难以排出体外。

同时，怀孕之后，孕妈妈的身体活动要比孕前减少，致使肠道肌肉不容易推动粪便向外运行，增大的子宫又对直肠形成压迫，使粪便难以排出，加之孕妈妈腹壁的肌肉变得软弱，排便时没有足够的腹压推动。因此，孕妈妈即使有了便意，也用力收缩了腹肌，但堆积在直肠里的粪便也很难排出去。

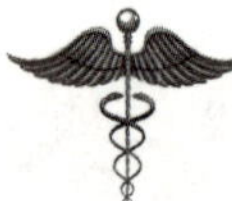

便秘的危害

便秘会导致身体新陈代谢紊乱、内分泌失调及微量元素不均衡，从而引发皮肤色素沉着、瘙痒、毛发干枯等症状，经常排便用力，还会形成痔疮。

便秘是孕期最常见的烦恼之一。尤其到了孕晚期，便秘会愈来愈严重，孕妈妈常常几天没有大便，不但导致腹痛、腹胀，严重者还会造成肠梗阻，并引发早产，危及母婴安危。

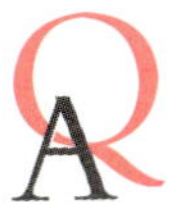

从生活方式上如何调理便秘?

◆**多吃蔬果杂粮。**孕妈妈往往因为进食过于精细而排便困难，因此要多吃含纤维素多的蔬菜、水果和粗杂粮，如芹菜、菠菜、萝卜、苹果、梨、燕麦、杂豆、糙米等。少食多餐，切勿暴饮暴食。

◆**每天早上醒来排便。**每天早上和每次进餐后最容易出现便意，因此，起床后先空腹饮一杯白开水，再吃好早餐，这样，很快会产生便意，长期坚持就会形成早晨排便的好习惯。

◆**每天坚持适量运动。**孕晚期时，很多孕妈妈常会因身体逐渐笨重而懒于运动，所以便秘现象在孕晚期更为明显。适量的运动可以增强孕妈妈的腹肌收缩力，促进肠道蠕动，进而预防或减轻便秘。因此，即使在身体日益沉重时，孕妈妈也应该做一些力所能及的运动，如散步等，以增加肠道的排便动力。每天坚持活动身体，也能为之后的顺产打下基础。

◆**保持身心愉悦。**孕妈妈应合理安排自己的工作、生活，保证充分的休息和睡眠，保持良好的精神状态和乐观的生活态度。不要因呕吐等不适感而心烦意乱，毕竟烦躁的心态也会导致便秘。不妨多做一些自己感兴趣的事，比如听听音乐、读读轻松的杂志等，尽量回避不良精神刺激。

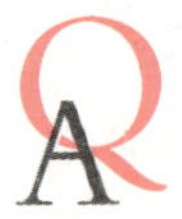

通过生活方式干预无法调节的便秘，用什么药物比较安全呢？

谨慎用药。经过调理，便秘仍没有缓解的孕妈妈，可以使用一些渗透性的泻药，如乳果糖等，以增加肠道的水分，使粪便软化利于排出。还可以偶尔使用开塞露，但不能长期使用。

对于器质性病变引起的便秘，应该积极治疗原发疾病，还可用毒性较小的外用药治疗肛周疾病，如痔疮，以缓解便秘的症状。目前孕期使用的比较安全的痔疮药，是外用的复方角菜酸酯的栓剂和软膏剂（如太宁）。

同时，由于孕妈妈们属于特殊的群体，治疗孕期便秘要小心，一定要避免不当治疗对胎儿造成伤害。不要口服润滑性的泻药，如蓖麻油等，这样会影响肠道对营养成分的吸收，使胎儿的营养无法得到很好的保障；也不要服用导泻剂或者强刺激作用的润肠剂（如番泻叶），否则会使胃肠蠕动增强，引起子宫收缩，从而导致流产或早产。

孕期便秘用药

药物分类	针对病症	药物选择
孕期可用药	便秘	乳果糖、开塞露
	痔疮	复方角菜酸酯的栓剂和软膏剂（如太宁）
孕期禁用药	便秘	蓖麻油、导泻剂或润肠剂（如番泻叶）

切忌滥用安眠药

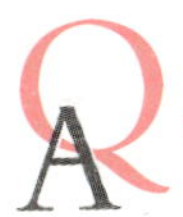

孕期情绪波动比较大，经常失眠，有办法可以缓解吗？

孕妈妈失眠的常见原因包括：激素变化、尿频、半夜腿抽筋。怀孕的女性在精神和心理上都比较敏感，对压力的耐受力也会降低，常会忧郁和失眠，这是由于体内激素水平的改变而引起的。孕期影响人体的激素主要是雌激素和黄体酮，会令孕妈妈情绪不稳导致失眠。因此，适度的压力调适，比如睡前翻几页轻松读物，做缓和的松弛运动，洗个温水浴，以及家人的体贴与关怀，对于稳定孕妈妈的心情十分重要。

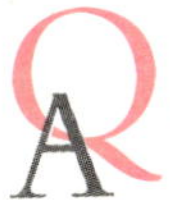

孕期失眠自我调整不好，可以使用安眠药吗？

孕妈妈心情调整不好，失眠问题长期不能缓解，一定要找专门的心理科医生或者精神科医生寻求帮助，尽可能地规避风险。千万不要乱用镇静安眠药。常用的安眠药是安定类药物，这类药物在 FDA 发布的安全分级里大多属于 D 级或者 X 级的药物，我们都知道长期服用这类药物会使人产生依赖性及成瘾性，而孕妈妈服用则会使胎儿及出生后的婴儿产生松软婴儿症，表现出肌张力下降、低体温、呼吸困难等症状。这些症状容易导致胎儿宫内窘迫、发育受阻，还可能引起新生儿呼吸道感染，十分危险。

因此，如果孕期出现睡眠差或失眠状况，切忌滥用安眠药，而应以生活调理为主来改善睡眠。

缓解腿抽筋，还得热敷和按摩

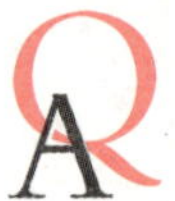

孕 20 周，半夜经常发生腿抽筋，严重影响睡眠，是什么原因呢？有办法缓解吗？

到了妊娠后期，许多孕妈妈会发生腿抽筋的现象，影响睡眠的质量。而抽筋大多与睡觉姿势有关。如果经常在睡眠中抽筋，就必须调整睡姿，尽可能左侧卧位入睡，并且注意下肢的保暖，睡觉时多加一个枕头，侧卧时把腿搭在枕头上。万一发生抽筋，要请家人帮忙热敷和按摩，以缓解抽筋的痛苦，早点入睡。

疫苗接种，需遵医嘱

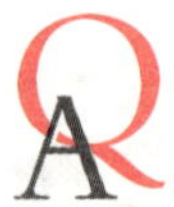

备孕或孕期可以接种风疹疫苗吗？

接种麻疹、风疹、腮腺炎三联减毒活疫苗后，3 个月内是不能怀孕的。

风疹又叫德国麻疹，它是由风疹病毒引起的急性呼吸道传染病，常见于儿童，成人也会得这个病。它对孕妈妈影响非常大，可导致流产、早产、胎死腹内。侥幸存活下来的胎儿，也多为低体重儿，而且还可能伴有多种先天性疾病，如白内障、视网膜病变、心内膜炎、溶血性贫血、聋哑、智力障碍等，感染此类病毒的婴儿 1 年内死亡率高达 10% ~ 14%，有些疾病甚至延迟至数年后才显现出来，这些疾病被总称为“先天性风疹综合征”。因此，孕妈妈一旦不幸感染了风疹，就不得不痛苦地放弃胎儿。

其实，风疹是可以预防的。除了减少与风疹病人面对面的接触、保持室内空气流通、加强户外锻炼等措施外，育龄女性接种预防风疹的疫苗是最有效的方法。接种一次，免疫力可以持续 5 年以上。

按照国际优生优育标准，青春期女孩如果血液化验风疹病毒抗体 IgG 呈阴性，就要进行风疹疫苗接种；育龄女性孕前检查时也要检查风疹病毒抗体 IgG，如果是阴性结果同样要进行接种。我之所以将麻疹、风疹、腮腺炎这 3 种疫苗写在一起，是因为目前在国内没有单独的风疹疫苗，一般一打就是麻疹、风疹、腮腺炎三联减毒活疫苗或者麻疹、风疹二联减毒活疫苗，通常用于宝宝的预防接种，在预防保健科应该可以获得。

如果你在备孕时血液化验提示风疹病毒抗体 IgG 呈阴性，可以注射麻疹、风疹、腮腺炎三联疫苗获得抗体，但一定要在接种 3 个月后怀孕。因为这个疫苗属于减毒活疫苗，病毒还有一定的活性，接种后大约需要 3 个月的时间活病毒才能完全从人体清除，因此注射风疹疫苗后 3 个月内不宜怀孕。另外，孕妈妈一旦接种风疹疫苗，将会和感染风疹病毒一样对胎儿造成不良的影响，所以，孕妈妈千万不能接种风疹疫苗。说到这儿，大家可能会对接种这种疫苗比较谨慎了，担心宝宝接种这种疫苗会有严重不良反应。答案是不会的，这个疫苗虽然是活疫苗，但它是减毒的，只是可能对孕妈妈肚子里的宝宝造成致畸的影响，对出生后的宝宝则不会有影响。

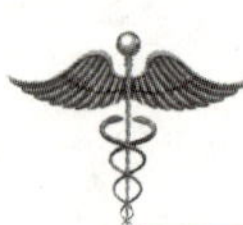

孕期建议接种的疫苗

有两种疫苗目前还是主张孕妈妈接种的。其一是狂犬病疫苗，如果孕期不幸被狗咬了，一定要及时就医去接种狂犬病疫苗。一个理由是这个疫苗是死疫苗，不会对肚子里的宝宝造成影响；还有一个更重要的理由可能大家都知道，狂犬病一旦发病，致死率100%，没有任何药物以及医疗手段可以治疗，因此必须提前接种疫苗来预防得上这种可怕的疾病。另一种疫苗是流感疫苗，这也是一种死疫苗，不具有引发流感的活性。目前越来越多的医学证据表明，孕期接种流感疫苗的益处要明显大于风险，不仅能保护孕妈妈，也能保护腹中胎儿。

补铁、补钙首选食物获取

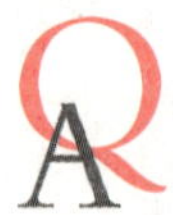

孕期需要补充铁剂和钙剂吗?

对于孕期出现的贫血和缺钙，首选的补充方式应该是从饮食中获取，当饮食中不能摄取足够的铁和钙时，可以在医生的指导下服用铁剂和钙剂，但推荐购买批准文号为“国药准字”的药品，通常“国药准字”的产品质量比“国食健字”的产品质量更稳定。

服用中药也有安全风险

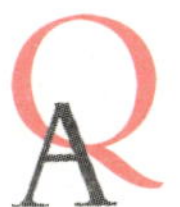

怀孕期间感冒，吃中药和中成药安全吗？药盒上写着“禁忌：尚不明确”，能理解为对孕妇无害吗？

药盒写“禁忌：尚不明确”表示没有临床试验数据。中药也是药，没有安全数据就存在安全风险，不能理解为对孕妇无害，应尽量避免使用。

这些抗生素孕期可使用

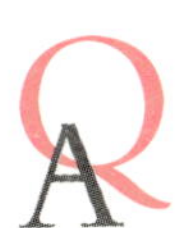

我孕期 4 个月，咳嗽咳得肚子疼，说话时气喘，不得已看医生，开了阿莫西林，医生说不吃药对宝宝会有影响，请问在怀孕期间可以用抗生素类药物吗？

抗生素是治疗细菌以及支原体等致病菌感染的药物，如果医生明确诊断你的疾病必须使用抗生素进行治疗，那么一定要告诉医生你处于孕期，让医生给你开孕期可以使用的抗生素。阿莫西林属于青霉素类的抗生素，在 FDA 制定的孕期药物安全分级中被分在 B 级，是孕期广泛使用的抗生素。被分在 B 级的抗生素除了青霉素外，还有头孢类抗生素。如果你对青霉素或者头孢类抗生素过敏，医生也可以考虑给你开阿奇霉素或者克林霉素，这两种药也是 B 级抗生素，都是孕期可以使用的抗生素类药物。

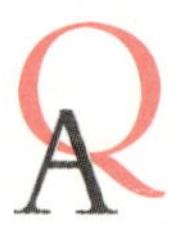

孕期应该避免使用的抗生素有哪些呢？

孕期要避免使用四环素类的抗生素，这类抗生素里目前常用的药物是多西环素。这类药物可能会通过胎盘在胎儿的牙齿上聚集，从而导致牙齿变色，因此孕期应该避免使用。

氨基糖苷类的抗生素也要慎用，这类抗生素主要有链霉素、阿米卡星等，它们具有耳毒性，对胎儿听神经有损害，可能会导致出生的宝宝耳聋。像我们曾在央视春节联欢晚会上看到的舞蹈《千手观音》中的聋哑人舞蹈演员，她们绝大多数都是因为小时候用了链霉素这类药而导致耳聋。还有那些耳神经受到了伤害，需要使用人工耳蜗的宝宝，最有可能造成他们耳神经伤害的药物也是氨基糖苷类抗生素。

孕期抗生素的用药安全

药物分类	药物选择	原因或危害
孕期可用抗生素	青霉素类抗生素（如阿莫西林）、头孢类抗生素、阿奇霉素、克林霉素	在FDA中均为B级用药
孕期禁用抗生素	四环素类抗生素（如多西环素）	导致胎儿牙齿变色
	氨基糖苷类抗生素（如链霉素、阿米卡星等）	损伤胎儿听神经
	喹诺酮类抗生素（如左氧氟沙星、诺氟沙星等）	导致胎儿关节病变

注：喹诺酮类比如左氧氟沙星、诺氟沙星等也要尽量避免使用。但事物都没有绝对性，用药也不例外，临床上用或不用常常是医生根据循证医学（遵循证据的医学）数据及临床经验结合患者的具体病情进行利益与风险的综合评估后做出的决定。

偶有化妆无大碍

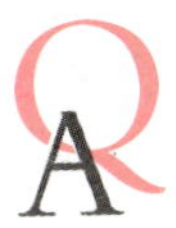

怀孕时能不能化浓妆、涂指甲油呢？

偶尔的一两次浓妆是没问题的，但是不能长期化浓妆。如果怀孕前使用的是温和护肤品，那么怀孕后还是可以继续使用的，我不建议随意更换，因为如果怀孕后再去换护肤品的话，就有可能造成皮肤过敏。一旦皮肤过敏，通常建议更换低敏类的护肤品，这类针对过敏皮肤研制的低敏产品市场上专门有售。

有些指甲油含甲醛、甲苯、丙酮、酞酸酯（也叫邻苯二甲酸酯）等有害化学物质，长期涂可能会对胎儿造成影响，因此含上述化学物质的指甲油不建议孕期长期使用，但偶尔使用问题不大（比如，一周涂一次的频率应该没影响）。如果孕期涂指甲油频率高的话，尽量选择正规化妆品公司生产的不含上述有害物质的指甲油。

一图看懂 孕期用药

图例：可 可以使用　慎 谨慎使用　禁 禁止使用

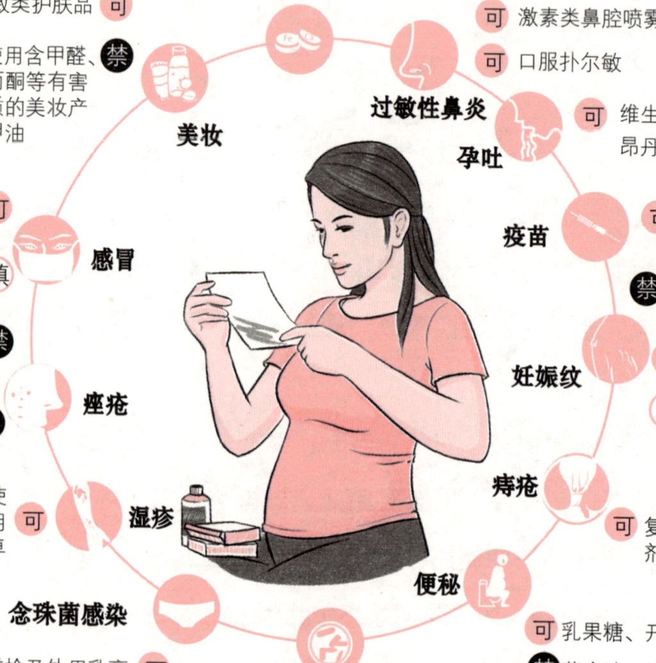

矿物质补充

可（药准字）铁剂、钙剂

过敏性鼻炎

可 激素类鼻腔喷雾

可 口服扑尔敏

孕吐

可 维生素B_6
昂丹司琼

疫苗

可 流感疫苗
狂犬病疫苗

禁 麻腮风三联疫苗

妊娠纹

可 橄榄油

慎 防妊娠纹护肤品

痔疮

可 复方角菜酸酯栓剂或软膏剂

便秘

可 乳果糖、开塞露（短期）

禁 蓖麻油、番泻叶

感染：抗生素类

可 青霉素、头孢类、阿奇霉素、克林霉素

禁 四环素、氨基糖苷类、喹诺酮类

念珠菌感染

克霉唑阴道栓及外用乳膏 可

湿疹

短期、小面积使用弱效激素外用药膏（如尤卓尔、艾洛松） 可

痤疮

异维A酸 禁

感冒

对乙酰氨基酚（正常剂量） 可

复方感冒药 强力止咳水 慎

利巴韦林 禁

美妆

低敏类护肤品 可

长期使用含甲醛、甲苯、丙酮等有害化学物质的美妆产品和指甲油 禁

国际公认的孕早期“全或无”理论

末次月经
往后数的28天内

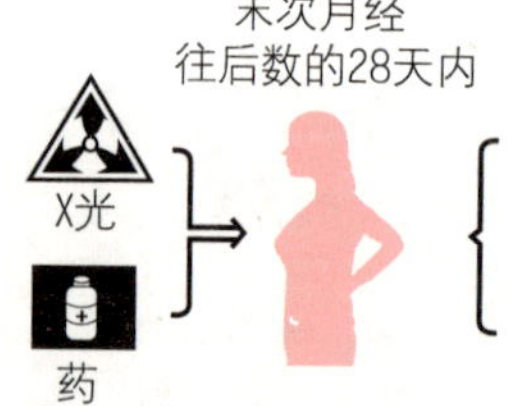

（特例药除外，详见本节第37页）

全部不利 → 自然流产

或

未受影响 → 自然生长

孕早期用药或照X线，要么自然流产，要么完全正常，不会产生畸形宝宝。因此不要轻易终止妊娠，应顺其自然。

冀药师提醒：

孕妈妈出现以下情况，需要及时就医

1. 阴道出血；

2. 阴道有不明液体流出；

3. 不像之前能感觉到宝宝的胎动；

4. 有背痛或腹痛症状，尝试休息或变换姿势等措施后疼痛仍没有好转；

5. 感觉虚弱，眩晕；

6. 有烧心症状，但尝试吃抗酸药没有缓解；

7. 有头痛症状，尝试到一个黑暗安静的房间休息没有得到缓解；

8. 排尿时有疼痛感或发现尿液中带血；

9. 宫缩强度和频率都比之前更严重；

10. 呼吸时有疼痛感；

11. 视野中出现黑点或光点，或感觉视力模糊。

02

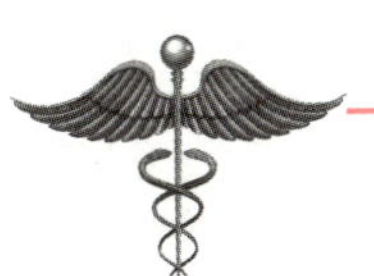

哺乳期用药需谨慎：小细节，大影响

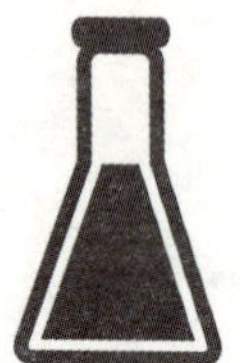

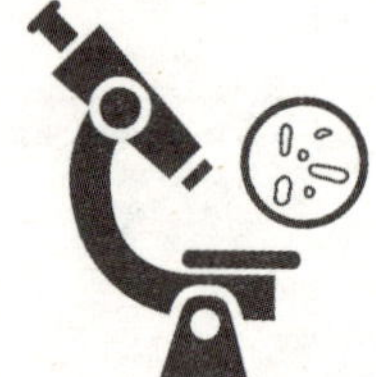

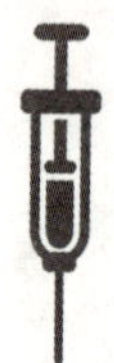

一个多月前，阿娟升级做了妈妈，初为人母的喜悦还没持续多久，阿娟就被现实的巨大困难击倒了。经历了痛苦的生产过程，生下白白胖胖的儿子，阿娟本以为“卸货”了，自己可以轻松一些了，谁知，这才是“苦难”的开头。

月子里的新生儿，一两个小时就要吃一次奶，而每次吃奶又要吃上几十分钟，阿娟每天的睡眠支离破碎，这让贪睡的她感到痛苦不堪，但为了孩子，也只能咬牙坚持。好不容易挨到孩子满月，儿子睡眠的时间长一些了，阿娟也能跟着踏实睡上几个小时了。

可有一天，阿娟发现自己感冒了，鼻子不通气，咳嗽连连。本来这点小病不算什么，但作为哺乳中的妈妈，阿娟可紧张坏了，一时间脑中冒出好多个念头：我会不会传染给孩子啊？我还能喂奶吗？能吃感冒药吗？

阿娟把心中的疑问和自己的妈妈、丈夫说了，两人的意见不一致，而且也都不肯定。阿娟觉得他们两个人都不是医生，心里更加没底，于是在网上给我留言咨询这件事。其实，我每天都要收到大量的留言，也多次在微博中科普哺乳期的妈妈感冒了该怎么办的问题。我告诉阿娟，她可以继续哺乳，因为感冒病毒不会通过乳汁传染给孩子，哺乳能够通过乳汁将母体内的保护性抗体

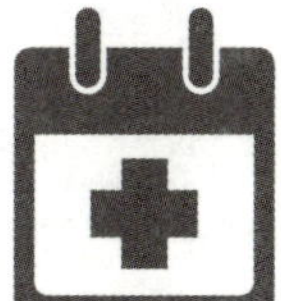
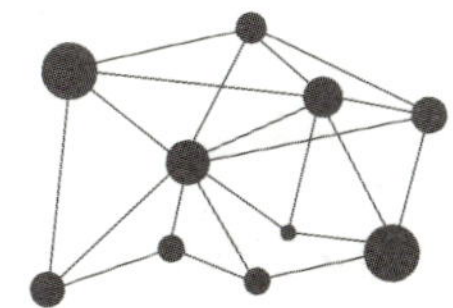
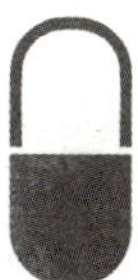

给予孩子，使孩子获得免疫力。但要注意的是，哺乳时应戴口罩，如果症状不重，可以不吃药，多喝水，多休息，等待疾病自愈。

有了我的指导，阿娟很坚定地坚持继续给孩子母乳喂养，宝宝也一直很健康，并没有被传染上感冒。然而，由于阿娟的体质本身比较弱，加上长期睡眠不足，缺乏休息，她的感冒不但没有随时间逐渐好转，反而出现了新症状。第三天，阿娟发烧了，体温达到了38.8℃。

这让一家人又紧张起来，阿娟的妈妈说什么也不让阿娟再喂奶了，而是把她拉到医院去看病。医生为阿娟进行了听诊，肺部的呼吸音基本正常，又化验了血常规，白细胞并不高，医生给出的诊断还是普通感冒。考虑到阿娟正在哺乳，医生给她开了单一成分的退热药——对乙酰氨基酚，嘱咐她体温超过38.5℃的时候就吃一片退热。

? 你知道吗

哺乳期妈妈如果是普通感冒可以继续哺乳，因为感冒病毒不会通过乳汁传染给孩子。坚持哺乳反而能够通过乳汁将母体内的保护性抗体给予孩子，使孩子获得免疫力。

? 你知道吗

哺乳期妈妈用药需要按正常剂量服药，否则会影响药效，无法起到治病的效果。

阿娟拿着药回家了，心里还是犯嘀咕，虽然医生对她说这药是安全的，哺乳期可以使用，可她还是不放心，怕对孩子有影响。于是，阿娟又在网上给我留言，问我她能不能吃一半的剂量，这样对孩子的伤害会不会少一点。

可怜天下父母心，我十分理解阿娟的心情，但这种想法却是不对的。因为药物进入体内后若要起到治病的作用，就要有足够的剂量，如果吃不够量，就起不到应有的效果。我劝阿娟一定要按量服药，同时，如果奶水充足，也可以考虑吸出来一些，让家人帮助喂养一顿，使自己能够有较长的休息时间。

阿娟按照我说的去做了，五六天后，她的感冒慢慢好了，只是偶尔还有几声咳嗽；而宝宝的状况一直很好，没受任何影响。■

哺乳期用药的常见问题

必须远离的禁用药物

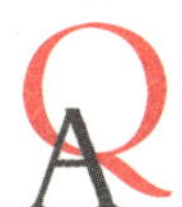

哺乳期有哪些药物是不推荐使用的呢?

◆**利巴韦林。**利巴韦林也叫病毒唑，它在孕期使用有明确的导致胎儿畸形的作用，它在哺乳期使用的安全性也没有临床数据支持，而且此药从身体完全清除需要长达几周的时间，应该在哺乳期避免使用。

◆**四环素类抗生素。**这类抗生素除四环素外，还包括金霉素、多西环素（又称强力霉素）、米诺环素（又称美满霉素）等。这类药物可以进入乳汁，若哺乳期妈妈长期服用，可能会导致宝宝出现四环素牙。过去由于不知道四环素会对宝宝的牙齿造成伤害，导致很多人不得不一辈子与黄牙齿相伴。好在这些年来随着相关知识的普及，很多人了解了这类药的副作用，哺乳期也会尽量避开这类药物。

这里特别提醒一句，金霉素虽然也属于这一类药物，但由于金霉素目前常用的剂型是眼膏剂型，眼睛局部少量使用时全身的吸收量很少，不会影响到吃奶的宝宝，因此不用担心。我知道一些基层的医生也会直接给宝宝开金霉素眼膏，其实，宝宝短期少量对症使用也是安全的。这个药虽然是抗生素，但由于使用时间长、安全性高，被作为非处方药在药店里直接售卖，人们不需要医生开写处方也能直接买到。

◆**含雌激素的口服避孕药。**有些父母生完一胎后，并没有生第二胎的计划，所以产后恢复同房后，就要考虑避孕方法，那么哺乳期能吃避孕药吗？国内市场上常见的避孕药多为复方避孕药，通常包含两类成分：孕激素和雌激素，如优思明、妈富隆等。哺乳期应尽量避免服用含雌激素的避孕药，长期服用会抑制泌乳，导致妈妈产奶量减少，从而影响宝宝的“口粮”。

在国外，有专门为哺乳期妈妈研制的避孕药，叫“Mini-Pill”，含的是低剂量（0.03 毫克）单一成分的孕激素左炔诺孕酮，这种避孕药不影响哺乳，但遗憾的是目前国内没有售卖，所以我不推荐国内的哺乳期妈妈服用任何牌子的口服避孕药，而应该选择其他的避孕方式。哺乳期可选用的避孕方法很多，总原则是不影响乳汁分泌和婴儿的生长发育。

◆**安乃近等含有氨基比林的药物。**氨基比林这个名字你可能不熟悉，但要说安乃近、去痛片、安痛定这些药名，你一定听说过，这些药的有效成分其实就是氨基比林。这个成分的主要功效是解热镇痛，常常被用作退烧止疼药使用。而实际上，这类药物是国际上普遍禁止使用的药物，任何人群都不应该使用这类药物退烧。2013 年闹得沸沸扬扬的香港“维 C 银翘片”事件，正是因为该产品被检测出含有被香港禁用的西药成分非那西丁和氨基比林。

这个成分的可怕之处在于它会产生比例非常高的严重不良反应。血液方面的影响是可引起粒细胞缺乏症，重者有致命危险，也可引起自身免疫性溶血性贫血、再生障碍性贫血等。皮肤方面的影响是可引起荨麻疹，重者会发生剥脱性皮炎（红皮病）、大疱性表皮松解症。患有大疱性表皮松解症的患者，皮肤会像薄纸一样脆弱，只要遭到轻微的碰撞或摩擦，皮肤和身体内部就会溃烂，形成开放性的伤口，伤口发生在口腔里，会形成黏膜溃疡，喝水和吃饭都成问题。平时咱们嘴里起一个小溃疡都挺疼的，更别提整个口腔黏膜都水肿了，其痛苦程度可想而知。

正是由于氨基比林类药物会引起这么多严重的不良反应，所以 20 世纪 70 年代，这类药物在全球 30 多个国家就已经被禁用了。目前，氨基比林作为单方制剂已于 1982 年被我国卫生部门宣布淘汰，但是含有氨基比林的复方制剂却仍在我国的临床治疗中使用，特别是在基层医疗机构中。

◆治疗重症粉刺的异维 A 酸类药物也是哺乳期不建议使用的。

哺乳期禁用药物（部分）

药物分类	药物名称	原因或危害
抗病毒类药物	利巴韦林（病毒唑）	安全性无临床数据支持
四环素类药物	金霉素、多西环素（又称强力霉素）、米诺环素（又称美满霉素）等	导致宝宝出现四环素牙
口服避孕药	优思明、妈富隆等	长期服用会抑制泌乳，导致妈妈产奶量减少
含有氨基比林的药物	安乃近、去痛片、安痛定等	会产生严重不良反应，国际禁用药
异维 A 酸类药物	口服制剂异维 A 酸胶丸(曾用名“异维甲酸”)	半衰期长，体内清除时间长，潜在导致宝宝生长异常的不良反应

以上所讲哺乳期不推荐用药只是列举了常见的，并非全部列表，遇到具体药物请咨询医生或药师。

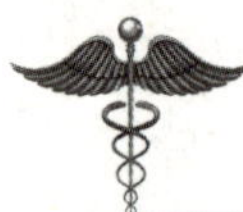

哺乳期用药原则

◆尽量避免使用哺乳期不安全的药物，一旦使用要暂停哺乳；

◆有自愈倾向的疾病能不用药就不用药；

◆经医生评估，病情需要用药时，不要硬扛，尽量选择哺乳期使用安全的药物；

◆一旦使用药物，要按照成人正常剂量服用，不要随意减量；

◆尽可能选择单一有效成分的药品，避免选用含多种成分的复方制剂；

◆能用外用药解决问题时，不选口服药；

◆服药时间应该以哺乳后立刻服用为最佳，或者在宝宝最长的一轮睡眠之前服药；

◆为了自己，也为了宝宝免受流感的侵袭，建议哺乳期妈妈及时接种流感疫苗。

服药量不足，药效打折扣

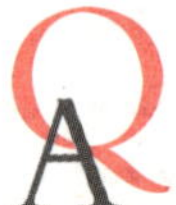

哺乳期用药时选择儿童剂量或者吃一半的剂量，会不会对宝宝伤害小一点？

在临床中，我发现哺乳期妈妈和孕妈妈都有这样的用药误区，她们认为自己处于特殊时期，碰到需要吃药的情况，常常将用药的剂量降低，甚至服用儿童用药剂量，目的是减少对宝宝的伤害。妈妈们有这样的想法，是因为她们一心想着宝宝，想将药物对宝宝的伤害降到最低，这种想法的出发点是好的，但不科学，还可能事与愿违。药物进入体内后若要起到治病的效果，就需要足够的剂量。孕妈妈或者哺乳期妈妈都属于成人，应该按成人剂量服药，而不是按照儿童的剂量，否则吃进去达不到起效的剂量，也就达不到治疗疾病的目的。

信息滞后的药品说明书

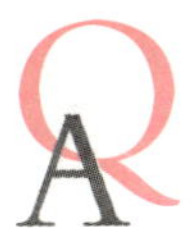

遇到哺乳期用药问题，我应该听医生的还是应该自己查阅药品说明书参考呢？

用药时首先应该听从医生的建议，不要擅自用药，但同时也提醒哺乳期妈妈，有些医生对哺乳期用药并不十分了解，也会犯下无心之错。当哺乳期妈妈遇到不那么靠谱的医生时，要知道去哪里检索服用药物的相关信息。

按理说药品说明书是关于药品最可靠的信息来源，但目前国内的药品说明书内容普遍滞后，没能根据临床的数据作及时的修改，某些哺乳期可用的药，在其中文说明书上标注的却是“禁用”。最典型的一个药品例子是用于缓解疼痛、发烧等病症的布洛芬，其中一些中文药品说明书中标注了“哺乳期妇女禁用此药品”，而这种药在国外哺乳期妈妈中使用得却很普遍，头疼、牙疼等疼痛通常都靠它来缓解。国外的临床数据表明，哺乳期妈妈在服用布洛芬后，母乳中每小时检测到的布洛芬的量，即使在最高峰时也没能达到宝宝使用的量。要知道，布洛芬这个药本身也可以用于宝宝退烧，所以哺乳期妈妈使用此药不会对宝宝造成影响。除了说明书修改滞后这个原因外，药品说明书里常常标注“孕期和哺乳期禁用”这样字眼的另一个原因是，药厂怕惹上不必要的麻烦，也会倾向于将孕期和哺乳期女性列为药品禁用人群。

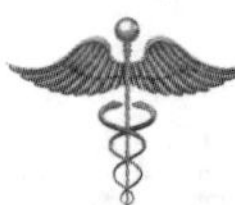

Lactmed数据库

在国外，有些地方会有专门的药师或者医生给哺乳期妈妈提供用药指导，也有一些机构创建了一些数据库，给哺乳期妈妈提供可检索的安全用药信息，比如隶属于美国国家医学图书馆的 Lactmed 数据库就属于这一类。

此数据库将能够收集到的药品在哺乳期临床的数据综合到一起，对其做出分析，并把分析的结果以药品条目的形式列出来。当我们想了解某种药品用于哺乳期是否安全时，就可以进入此数据库进行查询。检索到的数据来自临床检测，安全可靠。通过了解这些数据，我们就可以判断该药品在哺乳期使用会不会对宝宝造成影响。

Lactmed 数据库是免费的，任何人都可以登录，只要你懂英文，就可以看得懂。可以在智能手机上下载一个 Lactmed 数据库的终端，查阅起来更加方便。由于工作关系，我也会经常用 Lactmed 数据库查询哺乳期用药的安全信息。在网上回复用药咨询时，我也会推荐哺乳期妈妈使用布洛芬止疼，当网友拿中文药品说明书上的“哺乳期禁用”的信息再次向我求证时，我会把 Lactmed 数据库中关于布洛芬的详细信息转发给他们参考，他们看后通常也会接受我的意见。

给宝宝最好的母乳

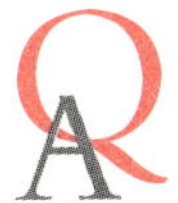

母乳好还是配方奶好？母乳喂养的话，一般喂到宝宝多大呢？

十月怀胎，一朝分娩，每个妈妈都想把世上最好的东西给自己的宝宝，而对于刚出生的宝宝，最好的东西莫过于母乳。母乳除了可以给宝宝提供必需的营养以外，还可以提供来自母体的免疫球蛋白，增强宝宝的免疫力。

在我国，医生通常会建议，如果有条件，应至少哺乳到宝宝 6 个月；在美国，儿科医师协会推荐妈妈们哺乳到宝宝 1 岁；世界卫生组织推荐的时间更长，要到 2 岁，因为在很多欠发达地区，比如非洲，婴儿的食物基本上只有母乳，所以推荐那里的宝宝接受哺乳时间要更长。

乳头被咬破，擦点羊脂膏

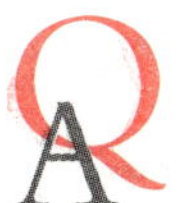

乳头被宝宝咬伤，能否涂抹金霉素软膏或莫匹罗星来避免感染？

几乎每个哺乳期妈妈都有乳头被宝宝咬伤的经历，治疗宝宝的咬伤通常推荐使用羊脂膏，这个药膏宝宝即使吃进去也没事。如果买不到，可以哺乳后立刻涂少量金霉素软膏或者莫匹罗星软膏，但下次哺乳前一定要洗净，别让宝宝吃到或使宝宝皮肤接触到。

急性乳腺炎，慎用抗生素

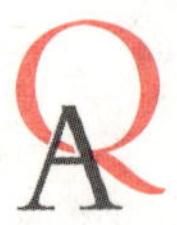

哺乳期得了乳腺炎怎么办？可以吃药吗？

乳腺炎是哺乳期相当常见的疾病，通常如果病情不严重，可以通过按摩的方法疏通乳腺来治疗。如果自己不知道应该怎样按摩，可以请专门的通乳师帮忙。如果乳腺发生严重感染，通常是由于乳头被宝宝咬破或者堵奶等引起了细菌感染，这个时候就需要用抗生素进行治疗。需要注意的是抗生素一定要在医生的指导下使用。

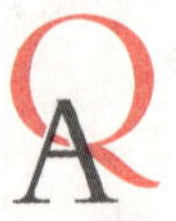

治疗乳腺炎使用的抗生素会对宝宝产生影响吗？

治疗乳腺炎常规使用的抗生素，往往是青霉素类或者头孢类。这两类都是在哺乳期可以安全使用的药物，也是美国儿科医师协会推荐的药物。哺乳期妈妈服用这类抗生素，对吃奶的宝宝基本没有影响，即使有影响也可能只是影响到宝宝肠道的菌群。我们人体肠道内有用来消化食物、分解食物的益生菌，虽然它们对人体是有益的，但毕竟也是一种细菌，而抗生素是杀菌的，而且不会分辨好坏，它们杀死坏细菌的同时，也会把好的细菌杀死。如果哺乳期妈妈体内的抗生素累积到一定的量，也会有一部分通过母乳进入宝宝体内，可能会使宝宝肠道内益生菌的数量减少。所以服用抗生素的妈妈要学会细心观察，看宝宝有没有出现腹泻的症状。如果只是轻微的腹泻，说明药物对宝宝的影响不大，妈妈可以继续吃药；如果宝宝出现严重腹泻的情况，就说明药物已经对宝宝产生了不利影响，最好不要再哺乳，或咨询医生后改用其他种类的抗生素。

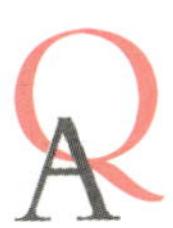

乳腺炎使用抗生素治疗期间是不是最好暂停哺乳？有没有好的方法既可以让妈妈哺乳又可以把对宝宝的危害降到最低呢？

一般来说，如果乳腺炎没有严重到非得住院治疗、医生严令停止哺乳的程度，都可以正常哺乳。但有很多妈妈为安全起见会保守一些，即使医生给她开的是安全的药，她也要停止哺乳。其实，这时可以通过调整服药时间来降低药物对宝宝的影响。

可以在宝宝刚喝完奶，进入长睡眠之前服药。这样就能将药品对宝宝的危害降到最低。因为药物在妈妈体内处于浓度高峰期的时候，宝宝在睡觉，等宝宝睡醒了，高峰期已经过了，这时妈妈再哺乳对宝宝的影响就会变小了。另外，妈妈吃完药后也要注意多喝水，这有利于更快地将药物代谢出体外。

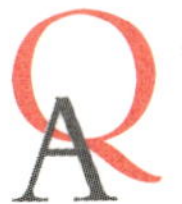

我得乳腺炎好长时间了，总是反复发作，大概每三周就复发一次，请问是什么原因呢？

乳腺炎反复发作通常有两个原因。一个是妈妈的哺乳习惯不好。有的哺乳期妈妈上班时不把奶泵出来，导致乳腺管堵塞，如果这时还不自己按摩乳房，就容易患乳腺炎。另一个原因是在第一次治疗乳腺炎时没有将细菌彻底杀死。很多患者服用抗生素杀细菌时，一感觉症状缓解了，烧退了，乳房也不疼了，就以为病好了，就把药停了，但事实上，细菌并没有完全被杀死，它们可能会因为停药而变得更强大，又重新向患者发起进攻，这样乳腺炎就会复发。通常用抗生素治疗乳腺炎，疗程为10 ~ 14天，一定要足疗程使用抗生素。

暂停哺乳再恢复，时间有讲究

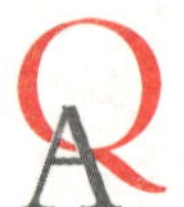

哺乳期用药期间医生建议暂停哺乳，那我停药后多久可以继续哺乳呢?

哺乳期妈妈需要注意的是，若不得已使用了哺乳期禁用的不安全药物，需要暂停哺乳。即使用药结束，恢复哺乳的时间也有讲究。根据药物在体内清除的理论，每一种药物都会有各自的半衰期，通常会在药品说明书里注明。前面已经提到过，药物半衰期通常指血中药物浓度下降到原浓度一半所需的时间，通常用t1 / 2来表示，例如一个药物的半衰期为6小时，那么过了6小时血药物浓度为原浓度的一半；再过6小时又减为剩余浓度的一半；以此类推，一般认为经过5 个半衰期左右药物能从体内完全清除，就可以恢复哺乳了。以抗菌药物左氧氟沙星为例，说明书里标注的半衰期是6个小时，经过5 个半衰期的时间药物在体内基本清除，因此用半衰期的数值6乘以5，就能算出大概需要30个小时药物可以从身体里完全清除，也就是说吃药后30个小时左右可以恢复哺乳。需要注意的是，在暂停哺乳期间，一定要规律地用手或吸奶器定期将乳房排空，以免影响以后的泌乳量。

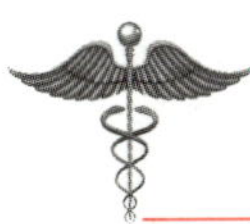

哺乳期拍片和看牙

哺乳期拍片和看牙让很多妈妈纠结。事实上，在照 X 光、做 CT 和核磁共振的过程中，身体会承受一定的辐射，但它不会影响之后的哺乳，妈妈可以不用担心。补牙的过程中会用到局麻药，但补牙使用的局麻药在体内代谢很快，也不会影响到吃母乳的宝宝。

回奶也有药物选择

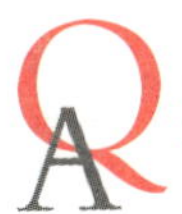

妈妈什么情况下不可以哺乳？

母乳喂养按理说是每个妈妈都可以顺理成章做到的事情，但无奈的是，少数患了下面几种疾病的妈妈就不得不被迫放弃哺乳，例如艾滋病、结核病、嗜 T 细胞病毒感染等传染类疾病。尽管母乳喂养获得的收益很大，但当这个收益弥补不了它的风险时，就一定不要哺乳。还有，如果新妈妈是吸毒者或酗酒者，也不能哺乳，因为这样会让宝宝中毒，或者是对酒精成瘾，或者对毒品成瘾。要进行癌症放、化疗的妈妈也要注意，放疗时会使用放射性物质，给乳汁带去污染，也不适合立刻哺乳，需要隔一段时间才能哺乳；而对于化疗，由于每一种化疗药物的代谢时间不同，所以，化疗期间能否哺乳需要咨询肿瘤科的医生，听取更专业的建议。

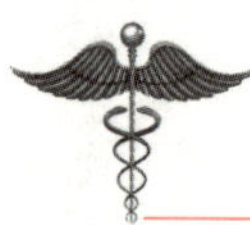

甲亢或者甲减妈妈如何哺乳

患甲亢的妈妈在哺乳期能否使用丙硫氧嘧啶片有争议，美国儿科协会把它推荐为哺乳期可以使用的药物，但需定期监测宝宝的甲状腺功能。患甲减的妈妈可以一边服用左甲状腺素钠片一边哺乳，已经得到很多临床资料的支持。

避免使用复方感冒药

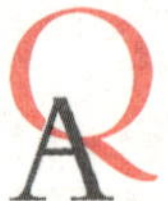

哺乳期感冒，就是流鼻涕，外加有点咳嗽，也不是很严重，需要吃药吗？

感冒多是由病毒引起的，病毒在人体内有自然清除期，大概 3 ～ 5 天，我们人体的免疫系统会产生相应的抗体把病毒从体内清除掉。随着人体的免疫系统发挥作用，体内会产生一些炎性物质，从而形成鼻涕或痰，这些炎性物质会使身体表现出鼻塞、咳嗽之类的症状，这是人体的正常反应，一般经过 2 ～ 3 个星期这些症状就会消失，疾病也会痊愈。你需要做的，就是耐心等待，多喝水多休息就行了，这是普通感冒的基本处理策略，这也是主流医学通常不建议普通感冒病人吃药的原因。

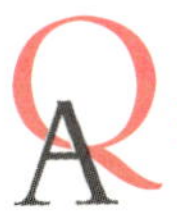

据说感冒时要多吃水果，或者补充维生素 C，是这样吗?

循证医学表明，维生素 C 其实没有那么大的治疗作用，但是作为安慰剂，它也确实没有什么副作用，吃了它也不会有不良反应。而且人们感冒时通常会有食欲减退、嘴里没味的症状，这时多吃些富含维生素 C 的水果还可以起到开胃的作用。

在国外，感冒后通常会有人推荐喝鸡汤，在美国超市里就有很多鸡汤在卖，其实这些鸡汤与维生素 C 一样，起的是安慰剂的效用。很多时候安慰剂也会起到一定的治疗作用。人们选用自己认为有用的安慰剂时，自身的精神状态会自动调到最好，这样就有利于身体免疫力的提高，抵抗疾病的能力也会得到增强。

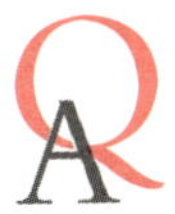

哺乳期感冒症状比较严重，用药的话需要注意什么?

哺乳期的妈妈如果感冒症状严重，一定要吃感冒药缓解症状的话，需要尽量避免使用复方类的感冒药。现在市场上的感冒药太多了，而且大多是复方感冒药，比如白加黑、日夜百服咛、泰诺、康泰克等，林林总总几乎有上百种，因为里面的成分太复杂，吃了没办法保证宝宝的安全和“口粮”的供应，所以应尽量选择单一成分的药物，对症治疗。

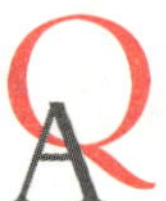

针对感冒引起的发烧、头痛、咳嗽和喉咙痛等症状，哺乳期有能用的药吗？

如果感冒发高烧了，体温在38℃以上，难受得厉害，需要用退烧药的话，可以选用对乙酰氨基酚或布洛芬这两种药。它们是使用最广泛、最安全的退烧药，也用于缓解头痛、牙疼等疼痛。如果含有单一成分的成人退烧药暂时买不到，也可以吃儿童剂型的药，但吃的时候要换算为成人的剂量。需要注意的是，宝宝吃药的剂量是按照体重计算的，成人的不是按照体重，而是按照临床试验总结出来的标准剂量。比如说对乙酰氨基酚，成人的常规剂量是一次500毫克或者650毫克，每4～6小时吃一次，一天最多4000毫克。布洛芬的成人剂量一般是每次400毫克，每6小时一次，一天最大的剂量是2400毫克。

如果鼻塞、流鼻涕，可以选用生理性海水鼻腔喷雾器护理鼻子，或者通过吸入热水蒸气的方式缓解鼻塞。

如果咳嗽有痰，就选些化痰的药，但我不推荐喝止咳药水，因为咳嗽其实是人体排痰的一种正常生理反应。如果强行用止咳药水止咳，不但不能把痰排出来，而且一旦痰里的病菌感染到肺，还会形成新的感染。所以如果咳得不是很厉害，不要喝止咳药水，尝试含服蜂蜜止咳是可以的。

如果感冒伴有嗓子疼的症状，可以选择用淡盐水漱口。如果淡盐水也不能缓解，商超或者药店里卖的润喉糖也可以缓解此症状。润喉糖可以在哺乳期偶尔使用。实在疼得厉害，也可以使用对乙酰氨基酚止疼。

哺乳期感冒对症用药

安慰剂	维生素C、鸡汤
发烧（38℃以上）	对乙酰氨基酚或布洛芬
鼻塞、流鼻涕	生理性海水鼻腔喷雾器、吸入热水蒸气
咳嗽	不建议用止咳药水，可以含服蜂蜜
嗓子疼	淡盐水漱口、润喉糖

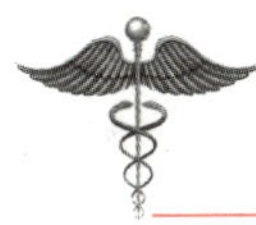

购买单一成分药品的小窍门

针对这个问题，我可以提供一个小窍门：去药店购买单一成分的药品时，要蹲下来找。因为这些药通常比较便宜，利润自然不会太高，药店是营利性的商家，逐利是商家的本性，药店也就不会把它们放在黄金位置，大多会将它们放在货架的最下层、最不显眼的位置上。

说到药店，可能一般人不太知道，在国内的很多药店里，除了有药师和一般店员外，还有很多药厂的促销员。他们出于各自的利益推荐给你的药品，不一定是最适合你的，而是他们各自代表的药厂生产的产品，并且通常情况下这种产品可能是价格相对比较高的。所以我们在买药时，一定要仔细看店员推荐的药是不是适合自己的症状。

另外，在选择药品时，要尽量选择大品牌、口碑好的公司或药厂生产的产品，这样药品质量会更有保障一些。

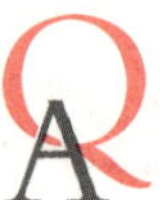

最近一段时间工作很忙，总是加班，忙完一段时间后就会感冒，请问经常感冒是不是也跟身体缺少休息有关呢？

作为病人，对于疾病，自己也要有一个正确的观念。不要太过于依赖医疗手段，也不要过于依赖药品，不要一感冒就想着输液吃消炎药，而是要学会了解自己的身体，学会爱护它，养护它。当它出现问题时，要有一种积极的心态，相信它是非常强大的。比如说你今天有很多事情，必须都做完，但是身体感觉很累，怎么也提不起精神。实际上这就是身体在提示你，你需要休息了。你要注意身体发出的这些信号，适时进行调整。有些妈妈不懂这个道理，总是拼命熬夜、加班，总觉得自己身体好，撑得住，殊不知，再年轻的身体，它所能够承担的消耗量也是有个度的，一旦身体消耗到一定程度，就会出问题。所以，当我们面对感冒这类可以自愈的疾病时，我们要相信自己的身体，相信它有对付感冒的自愈力量，同时要停下或者找人分担自己背负的各项工作，让身体有充分的时间休息。

鼻炎局部用药，也能照常哺乳

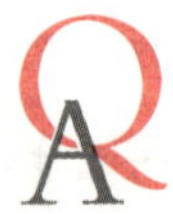

哺乳妈妈患过敏性鼻炎该如何缓解？

患过敏性鼻炎的妈妈每到过敏季节就会出现症状，打喷嚏、流鼻涕、鼻塞，非常痛苦。如果妈妈处在这种紧张痛苦的状态，会没有心情去照顾宝宝，对宝宝的生长会产生不利影响。过敏性鼻炎的常用药有两类，一类是激素类的药，比如布地奈德鼻喷剂，能够缓解鼻塞的症状，相对安全；另一类就是抗过敏的药，比如氯雷他定、西替利嗪。这是控制打喷嚏、流鼻涕症状的。这两类药,一个是鼻腔局部作用的喷雾剂,一个是口服类的药，都是哺乳期可以安全使用的药物，可以在医生的指导下使用。

湿疹瘙痒，慎用药物缓解

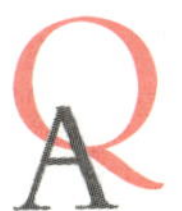

哺乳期乳房皮肤患了湿疹可以用药吗？药物会进入乳汁吗？

哺乳期妈妈患湿疹的很多，可以选择使用丁酸氢化可的松或莫米松之类强度稍弱的激素，但要注意应短期小面积使用，要在喂奶后涂，别让宝宝皮肤接触到，尤其别让宝宝吃到。如果给乳房上的湿疹抹药，喂奶前需要把药膏彻底清洗干净。

荨麻疹，大多数抗过敏药都能用

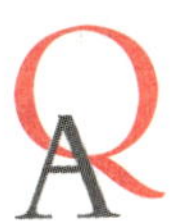

为什么会得荨麻疹？如何预防荨麻疹再次发生呢？

荨麻疹，俗称“风疙瘩”，是一种常见的过敏性皮肤病。过敏体质的人在接触到过敏原时，会在身体的非特定部位，冒出一块块形状、大小不一的红色风团，并伴有瘙痒。荨麻疹的病因比较复杂，引发荨麻疹的过敏原既可来自体内，也可来自体外，而来自体外的过敏原是荨麻疹发病最主要的诱因。

急性荨麻疹常见的体外诱因是药物和食物。在起疹前 3 周内吃的药物都有引起过敏的可能。若起疹前曾感冒发烧,服过药,一定要认真回忆一下，想清楚是哪些药物，今后别再服用这类药物。海鲜、坚果类等食物也可引起荨麻疹的发作。在治疗方面,应该特别注意查找过敏原,尽量远离过敏原。同时，患荨麻疹的妈妈更要忌口，不吃刺激性食物，如葱、姜、蒜、浓茶、咖啡、酒等，并且不吃易引起过敏的食物，如鱼、虾、螃蟹等海鲜。

和其他皮肤病一样，荨麻疹最常见的症状之一也是痒。瘙痒时应尽可能避免抓挠。哺乳期妈妈在治疗的同时，一定要管住自己的手，如果挠破皮肤可能引发感染。在瘙痒剧烈时，除了可以口服氯雷他定或者西替利嗪外，也可以外涂炉甘石洗剂。如果荨麻疹反复发作，一定要及时就医。

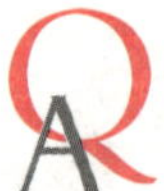

哺乳期间得了荨麻疹可以吃什么药呢？实在太难受了，每天都无法入睡，痒的时候头发都要抓掉了还不敢吃药。

绝大多数抗过敏药在哺乳期使用都是安全的，比如氯雷他定或者西替利嗪，它们虽然可能进入乳汁，但进入乳汁中的量是很少的，还达不到伤害宝宝的量，哺乳期妈妈完全不用因为吃药而给宝宝断奶，也不用硬扛着忍受痛苦而不敢吃药。而且，这两种药本身就有宝宝使用的糖浆或者口服液剂型，治疗宝宝过敏时也会用到。

荨麻疹的护理及用药

诱因	药物（3周内服用的药物都有可能）
	食物（海鲜、坚果类）
症状	瘙痒剧烈、反复发作
预防	远离过敏原，不吃刺激性食物和海鲜
治疗	严重时口服氯雷他定或者西替利嗪，外涂炉甘石洗剂；反复发作及时就医

患了带状疱疹，避免与宝宝亲密接触

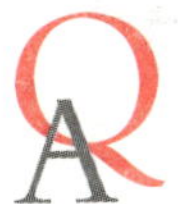

得了带状疱疹，医生给开了阿昔洛韦片治疗，请问可以继续哺乳吗？

阿昔洛韦哺乳期使用是安全的。需要提醒的一点是，哺乳期妈妈若得了带状疱疹，应避免与宝宝亲密接触，要知道引起带状疱疹的病毒和引起水痘的病毒是同一种病毒，如果妈妈将疱疹病毒传染给宝宝，有可能会导致宝宝出水痘。

脚气煎熬，可短期使用外用药

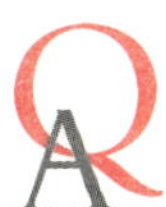

哺乳期脚气发作是否可以用达克宁？

达克宁的有效成分是硝酸咪康唑，这个成分外涂基本上不会进入乳汁，因此哺乳期局部短期外用不影响哺乳。注意别让宝宝的皮肤或者嘴巴接触到药物就行。

眼睛不舒服，区分病情选用三类眼药水

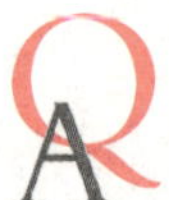

最近因为过敏眼睛充血、瘙痒，请问哺乳期可以用什么眼药水来缓解吗？

可以用抗过敏类眼药水，此类眼药水主要用于缓解因尘埃、感冒、过敏、揉眼等引起的眼睛充血、瘙痒、灼热感以及其他刺激症状，例如那素达、色甘酸钠等滴眼液。此类眼药水多为非处方药，一般药店都可以买到。哺乳期短期用它缓解充血、瘙痒症状也是安全的。

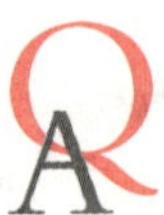

眼睛一直比较干涩，哺乳期可以用什么眼药水来缓解吗？

可以用润眼类眼药水，主要是用于增加眼睛滋润度，缓解眼睛不适症状，如聚乙烯醇滴眼液、潇莱威、新泪然等人工泪液。市场上大概有十几种，有些有防腐剂，有些一次性包装的没有防腐剂，在药店里按非处方药出售，哺乳期妈妈可以自己购买，在哺乳期使用是安全的。

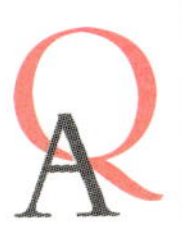

得了急性结膜炎，医生开了可乐必妥（0.5% 左氧氟沙星滴眼液），它的主要作用是什么？滴这个眼药水的时候能不能喂奶？

左氧氟沙星滴眼液是一种杀菌类眼药水。杀菌类眼药水是眼药水中比重最大的一类，常用的氧氟沙星、妥布霉素、红霉素等滴眼液或者眼药膏都属于这一类。这类眼药里含有抗生素成分，可以用来治疗眼睛的细菌感染，滥用这种眼药水会破坏眼睛的菌群生态平衡，因此此类眼药多为处方药，而且，没有一种眼药可以对抗所有类型的细菌感染，所以抗生素类眼药必须根据医生的处方使用。一旦医生建议使用，那么这类眼药在哺乳期短期正确使用是安全的，可以喂奶。

哺乳期妈妈需要注意的是，滴眼药的方法是否正确也很重要。具体做法如图：

1. 洗净手，打开瓶盖，药液的滴嘴不要接触到别的地方，以避免污染药液；

2. 直接扒开下眼皮，把眼药水滴在结膜囊里；

3. 然后闭上眼睛，按压内眼角两分钟，防止眼药水从鼻泪管流到鼻子里去；

4. 两分钟后用干净的纸巾擦掉流到眼外的药液和泪液，以减少全身吸收。

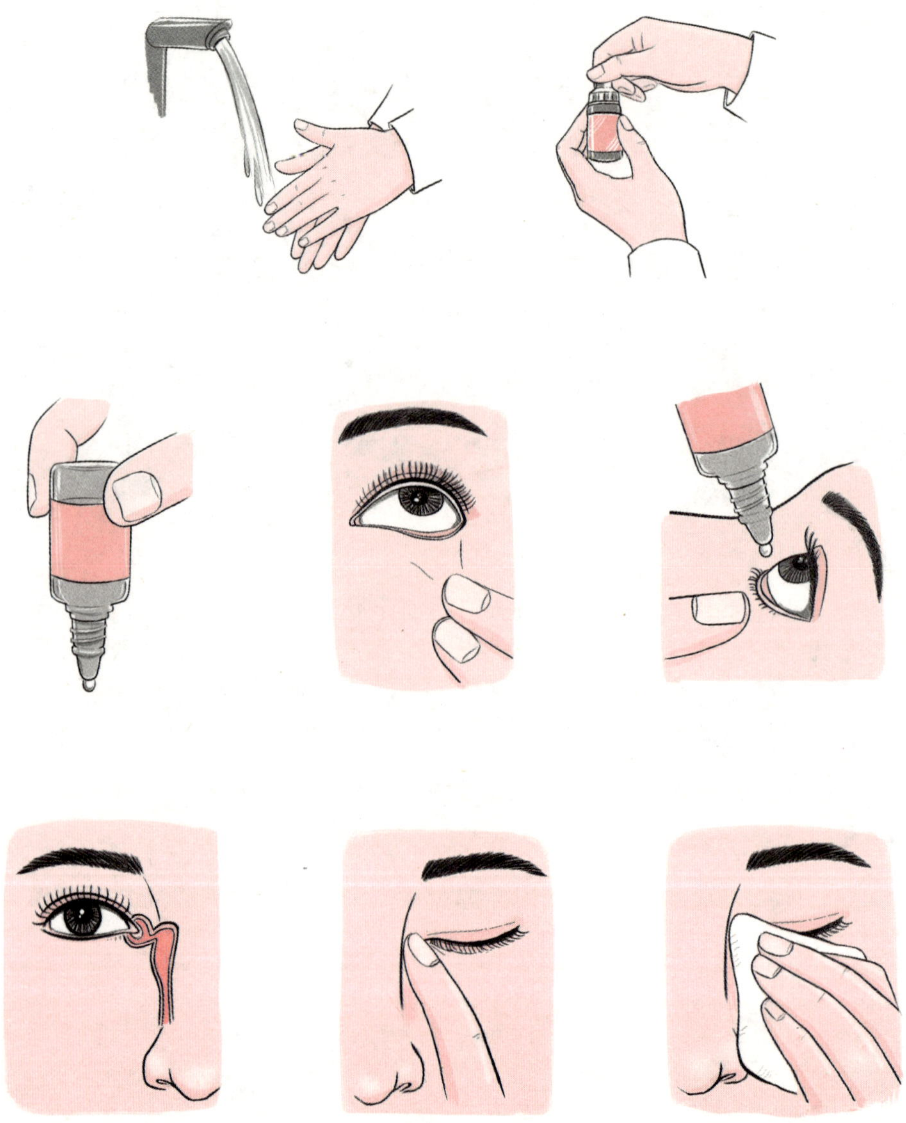

胃疼用药要对症

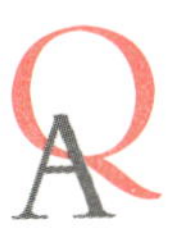

哺乳期妈妈胃疼能吃药吗？

胃疼要区分一下是胃炎、胃溃疡，还是幽门螺旋杆菌感染，要先去医院明确诊断。这里介绍一些明确诊断后可以自己选择的缓解症状的非处方药。如果烧心泛酸，可以选择中和胃酸的药，比如铝碳酸镁片，这种药偶尔短期使用是可以的。如果恶心、呕吐，可以选择恢复胃动力的吗丁啉，吗丁啉还有促进乳汁分泌的作用，在国外偶尔用于下奶的作用，需在医生指导下使用。

腹泻首先找原因

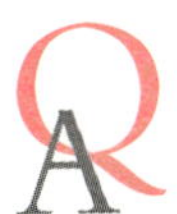

哺乳期妈妈腹泻该怎么办？能吃药吗？

先去医院查一下是细菌性的（感染性腹泻），还是食物中毒，还是生理性腹泻。如果是细菌性的，需要由医生判断是否需要开抗生素，如果不是，则对症治疗。比如止泻可以选择有止泻功能的蒙脱石散，同时，补充口服补液盐来弥补失去的水分和电解质。如果腹泻时间过长，肠道黏膜可能会受损，可以服用一些益生菌来调节肠道菌群，比如培菲康。这些药在哺乳期使用都是安全的。

哺乳期妈妈可接种流感疫苗

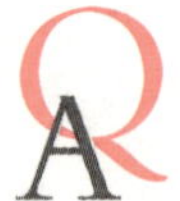

宝宝不到 6 个月，不可以接种流感疫苗，那妈妈需要接种吗？

哺乳期妈妈要注意，6 个月以内的宝宝不适合接种流感疫苗，他们对流感的抵御能力更需要依靠妈妈，因此推荐哺乳期的妈妈接种流感疫苗。同理，为了预防家庭中的其他成员患流感而把病毒传染给小宝宝，家中照顾宝宝的看护人员也都应该及时接种流感疫苗。

那些早该被禁止的减肥药

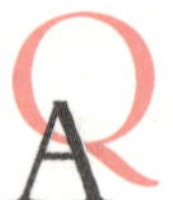

生完宝宝，体重增加了很多，马上产假结束要上班了，想用减肥药瘦身，哺乳的话会对宝宝有伤害吗？

世上没有绝对安全又有疗效的减肥药，我不推荐哺乳期用药物手段减肥，也不建议哺乳期妈妈通过控制饮食来减肥。哺乳期妈妈要担负泌乳与哺育婴儿的重任，每天需要分泌 600 ~ 800 毫升乳汁，需要摄入大量营养，所以哺乳期妈妈不能靠节食来减肥。但是对体重增加过多的妈妈来说，脂肪摄入不要过多，烹调食物时，可以适当控制食用油的用量，多用蒸、煮、炖等烹饪方式。

其实，哺乳期妈妈通过坚持哺乳就可以减肥，因为哺乳本身就是一个消耗能量的过程。并且，哺乳期妈妈要注意的是，这时候减肥要有耐心，因为冰冻三尺非一日之寒，通过9个月渐渐堆积的肥肉，怎么可能在短期之内化为乌有？所以，哺乳期妈妈们至少也要给身体9个月的恢复时间。若急于求成乱用药物减肥，对自己和宝宝都没有好处。

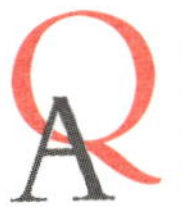

市面上的减肥药广告播放得热火朝天，难道这些产品都不靠谱吗？

目前减肥药市场非常混乱，很多减肥药不但没有减肥效果，还可能给身体带来极大的副作用。还有很多减肥药根本不是药品，而是一些保健食品，服用这类保健食品更加危险，因为它们不需要拿到国药准字号批准文件就可以在市场上出售，而且保健食品在生产过程中质量控制也没有药品严格，所以常常会有偷偷摸摸违法添加有害化学成分的报道。而这些违法添加的化学成分，常常是因为严重副作用已经在市场上禁售的减肥药成分。

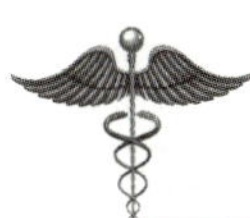

没有减肥效果的减肥药——左旋肉碱

左旋肉碱是一种典型的没有减肥效果的减肥保健食品。

人体其实可以自己合成左旋肉碱，它在体内的主要作用是负责把脂肪运送到线粒体里，线粒体再将脂肪转化为能量消耗掉。在这里，左旋肉碱起到的只是运送的作用。有人就其功效做过一个形象的比喻：如果把脂肪比作煤，左旋肉碱就是运煤的卡车，线粒体就是发电厂，左旋肉碱的作用就相当于一辆把煤送到发电厂去发电的卡车。一个发电厂的发电量是有限的，所以它在一段时间需要的煤量也是固定的，需要的卡车数量也是固定的，如果人为地补充一两百辆卡车去运煤，发电厂也无法在相同的时间消耗更多的煤。所以，左旋肉碱在临床使用中并没有减肥的功效。

在临床上，左旋肉碱用作药品使用的名称叫作左卡尼汀，它的功效是用于治疗肾衰竭。患有肾衰竭的病人体内已经无法合成生理需求的左旋肉碱，所以他们要额外补充这种药品。另外，在给早产儿或者是低体重儿吃的配方奶里也会添加一点左旋肉碱，因为这两类婴儿体内合成左旋肉碱的能力比较弱，所以才给他们补充。

哺乳期减肥，除了坚持喂奶外，还可以尝试运动的方式，循序渐进地以健康为目的而减肥。不要急于求成，更不能为达目的胡乱服用减肥药，否则就会得不偿失。

哺乳期也要注意避孕

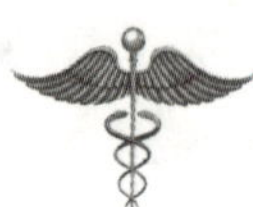

哺乳期是否需要避孕

以往，人们普遍认为母乳喂养能够抑制排卵，起到避孕作用。实际上随着产后第一次月经回潮，哺乳期妈妈再次怀孕的可能性就会增大。因此哺乳期妈妈只要恢复了性生活，就应该采取必要的措施避孕。

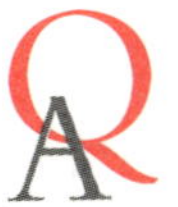

哺乳期疏忽大意，同房时忘记采取保护措施，可以吃紧急避孕药毓婷吗？

毓婷是只含有孕激素的药物，不含会对乳汁分泌产生影响的雌激素，因此可以服用。但由于毓婷含孕激素的剂量比较高，每片含左炔诺孕酮高达 0.75 毫克，和上面介绍的国外哺乳期使用的避孕药剂量 0.03 毫克相差悬殊，所以为了避免高剂量孕激素进入乳汁对宝宝健康产生影响，根据国外的临床资料，两片一起吃时（单剂量 1.5 毫克左炔诺孕酮），服用后 8 小时才可以哺乳；分两次吃的话，每次吃完 3 ~ 4 小时后才可以哺乳。这是不得已情况下的补救措施，紧急避孕药只用于紧急情况，不要常规使用，否则容易导致月经紊乱。

一图看懂 哺乳期用药

图例：可 可以使用 洗 哺乳前需清洗 禁 禁止使用

瘦身
禁 减肥药

痤疮
禁 异维A酸类

感冒、发烧
可 对乙酰氨基酚、布洛芬
禁 复方感冒药、含氨基比林的药物

乳头咬伤
可 羊脂膏
洗 金霉素软膏、莫匹罗星软膏

疫苗
可 流感疫苗

细菌 / 病毒感染
可 阿昔洛韦
禁 四环素、利巴韦林

避孕
可 毓婷用于紧急避孕（需延缓哺乳）
禁 含雌激素的口服避孕药

湿疹
洗 丁酸氢化可的松、莫米松（短期、小面积使用）

腹泻
可 蒙脱石散、口服补液盐、益生菌

乳腺炎
轻度：按摩
可 重度：青霉素类、头孢类

过敏性鼻炎
可 布地奈德鼻喷剂、氯雷他定、西替利嗪

甲状腺疾病
可 甲亢：丙硫氧嘧啶片
可 甲减：左甲状腺素钠片

使用需暂停哺乳的药物后，恢复哺乳时间的计算方式

以左氧氟沙星片为例

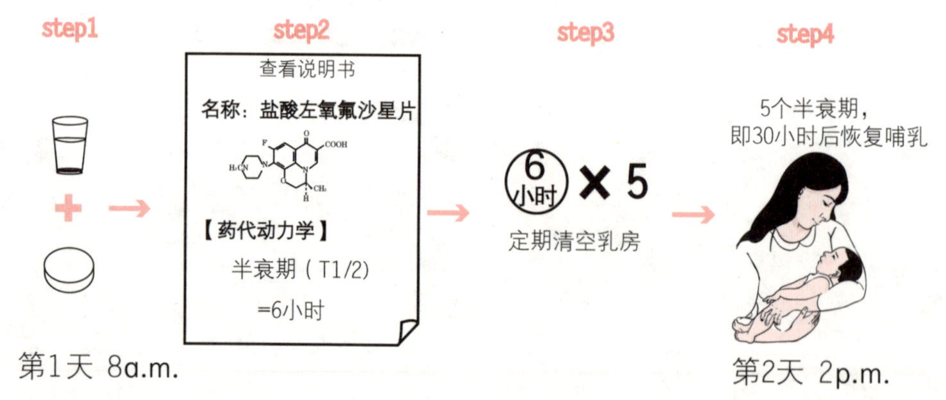

冀药师提醒：

哺乳期间出现下列情况，需要及时就医

1. 乳管堵塞情况一直没有改善；
2. 乳房红肿、发硬并伴有发烧症状；
3. 乳头有血溢出；
4. 哺乳过程伴随持续的疼痛。

第二部分

宝宝安全用药，全家幸福安康

中国药学会儿科药学组的一项调查结果显示：在北京、上海、重庆等地的聋哑学校中，70%的儿童是由于小时候用药不当而造成聋哑的。实际上，多数用药问题并不是药物本身质量不过关，而是由于选择或者使用药物不当造成的。

几乎每个爸爸妈妈都会为自己的宝宝准备一个小药箱。宝宝生病时，有超过三分之一的父母会选择自行用药。婴幼儿的肝肾功能尚未发育成熟，肝脏解毒功能弱，肾脏的排毒功能也较差，在药物的使用和选择上，婴幼儿不同于年长儿，儿童更不同于成年人，因此在用药上必须更加小心谨慎。智慧育儿，才能让宝宝健康成长。

01

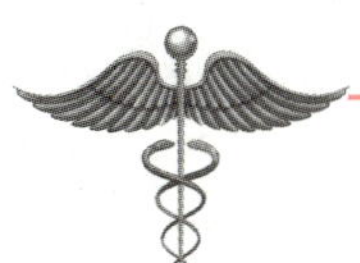

接种疫苗：一类必须打，二类按需选

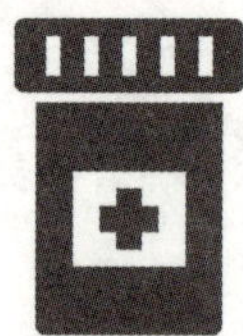
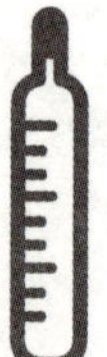
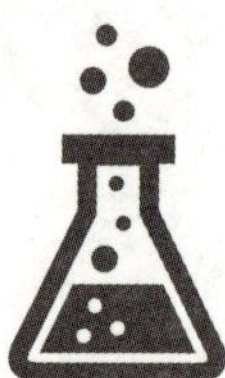

桃子现在 8 个月大，从出生以来，一直按时接种疫苗，也没生过什么大病。桃子妈妈是个 80 后，对桃子的养育方式基本属于“照书养”，她熟读各种育儿书籍，关注各位育儿“大 V”。当然，桃子妈妈绝不是死读书的书呆子，她将理论和实践结合得很好。一直以来，育儿路上虽然也有困难，但总的来说还算顺风顺水，桃子也被养得白白嫩嫩，机灵可爱。

但是最近，桃子妈妈的烦心事来了。桃子马上要去注射麻疹疫苗，听小区里别的妈妈说，打针之前，社区防疫站的医生都会问宝宝有没有吃全蛋，如果对鸡蛋过敏是不给打的。听了这个消息，桃子妈妈感到很疑惑，在她的印象中，宝宝要在 1 岁之后才能吃蛋白，这么小的时候怎么能知道孩子是不是过敏呢？怕自己记错了，桃子妈妈还特意查看了手边的育儿书籍，并在各位育儿“大 V”的微博上检索。结果无一例外，均证实了她的印象是无误的：为了减少过敏风险，保险起见，应在孩子 1 岁之后再吃全蛋。

复习了这些知识，桃子妈妈当然不愿意给孩子做所谓的“全蛋测试”，但注射麻疹疫苗时，该怎么向防疫站医生交代呢？不做测试就注射疫苗，万一过敏，孩子会不会有危险呢？想到这些，桃子妈妈的心中无比纠结。

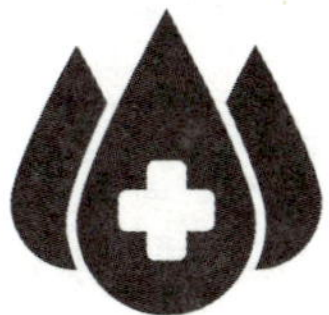

为了消除心中的这些疑问，桃子妈妈在网上给我留言，说明了情况，问我该怎么办。我在给她的回复中，首先解释了社区防疫站的医生为什么会这样做。因为麻疹疫苗中的某些成分是从鸡胚胎里提取的，疫苗中可能会有极其微量的鸡蛋蛋白残留，所以疫苗的说明书上写着：对鸡蛋蛋白严重过敏的人禁止使用此疫苗。因为怕孩子接种疫苗时过敏，所以中国的防疫站医生一般会要求家长先做“全蛋测试”。接下来，我告诉桃子妈妈，其实所谓的“全蛋测试”是没有必要的，因为说明书上写得很清楚，只有对鸡蛋蛋白严重过敏的人才禁止注射麻疹疫苗。严重过敏指的是威胁生命的过敏反应，也就是吃了蛋白马上就会发生呼吸困难，甚至肺水肿这类反应。而事实上，很多经过“全蛋测试”，发现对蛋白过敏的孩子，发生的都是口周发红、起疹子等反应，并不属于严重过敏反应，也不是麻疹疫苗接种的禁忌证。

很快，桃子妈妈又问我，万一桃子严重过敏怎么办。我告诉她，这种情况是极其罕见的，而且如果说疫苗中的一点点蛋白残留量都会引起这么严重的过敏反应，那给孩子喂一个鸡蛋，危险性就更大了，所以还是没必要为了接种疫苗而进行“全蛋测试”，让孩子过早接触蛋白。

? 你知道吗

大部分对蛋白过敏起皮疹的孩子，并不属于严重过敏反应，也不是麻疹疫苗接种的禁忌证。只有严重过敏的人才禁止注射麻疹疫苗。

听了我的建议，桃子妈妈释然了，轻轻松松地带桃子去接种疫苗了。不过当防疫站医生问起的时候，桃子妈妈撒了个谎，说桃子经过了“全蛋测试”，不过敏。接种完疫苗，桃子妈妈也很淡定，而桃子也如她所料，并没有出现什么不良反应。■

疫苗接种指南

疫苗制备工艺分两种：灭活和减毒活疫苗

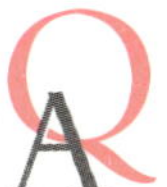

请问宝宝当月要打的疫苗是一起打呢，还是分开一段时间打呢?

一起或分开打都行。一起打省事，但若有发烧、皮疹等副作用，分开打能知道是哪个疫苗的反应。所以分开打还是一起打需要家长自己做决定，有时也要听儿保医生的意见，对于一类疫苗的接种，不同地区的防疫站会有各自不同的规定。

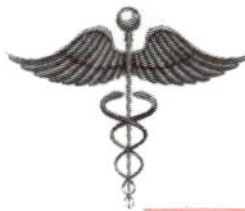

减毒活疫苗

常见的预防结核的卡介苗，预防麻疹、风疹、腮腺炎和水痘的疫苗，以及一些日本乙型脑炎疫苗、口服脊髓灰质炎疫苗（糖丸），还有口服的轮状病毒疫苗，这些都是活疫苗。活疫苗的接种原则是，活疫苗与活疫苗之间可以在同一天接种，不然的话就要间隔一个月。灭活疫苗的接种没有严格的规定，也没有相互之间的禁忌。

卡介苗接种后要复查

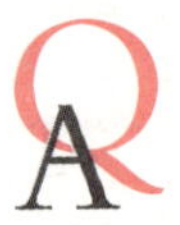
宝宝打完卡介苗需要复查吗？

打完卡介苗后要去复查，去查体内有没有产生抗体。查的时候用结核菌素（PPD）做皮试，医生会通过皮试出来的皮疹大小，来判断宝宝体内是不是产生免疫应答了。

乙肝疫苗接种后要查抗体滴度

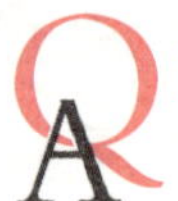
宝宝目前由于湿疹导致满月时乙肝疫苗没法接种，延后接种会有影响吗？

延后可能会影响免疫应答反应，即产生抗体的强度可能受影响，不过乙肝疫苗接种后可以查抗体滴度，滴度弱的话可以补种一针。

6 种人不宜接种麻腮风疫苗

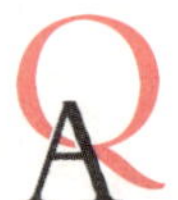
如何预防麻疹？如果我只预防麻疹，也需要接种麻腮风（麻疹、腮腺炎、风疹）疫苗吗？

我国有单独麻疹疫苗，但只作为应急储备使用。为预防麻疹，可选择接种含有麻疹疫苗的复合疫苗。复合疫苗目前有两种，一种是麻疹风疹二联减毒活疫苗（Measles, and Rubella Combined Vaccine，MR），属国家一类疫苗，是国家强制规定接种的免费疫苗，适合 8 月龄以上宝宝的基础免疫接种；另一种是麻疹腮腺炎风疹联合减毒活疫苗（Measles, Mumps and Rubella Combined Vaccine，MMR），在有些地区作为国家一类疫苗免费提供，有些地区作为国家二类疫苗，自愿接种，适用于 18 月龄以上（有些医疗机构规定 16 月龄以上）的宝宝及成人。

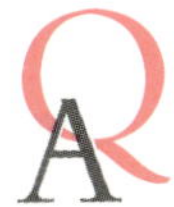

麻腮风疫苗接种后多久可以起效？

麻腮风疫苗在接种后至少 14 天起效。

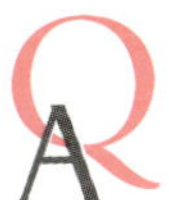

对鸡蛋过敏的人能接种麻腮风疫苗吗？还有哪些人是不能接种该疫苗的？

因为本疫苗是由鸡胚细胞培养的，因此对鸡蛋过敏的人不建议接种。

以下人群不建议接种此疫苗：

◆已知对该疫苗所含任何成分，包括辅料以及硫酸庆大霉素过敏者。

◆急性疾病、严重慢性疾病、处于慢性疾病的急性发作期和发烧的患者。

◆妊娠期妇女。（备注：育龄期女性在接种麻腮风疫苗后，应至少在三个月内避免怀孕。麻腮风疫苗接种对于育龄期男性备孕没有影响。）

◆免疫缺陷、免疫功能低下或正在接受免疫抑制治疗者。

◆患脑病、未控制的癫痫和其他进行性神经系统疾病者。

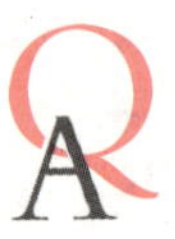

接种麻腮风疫苗以后可能会出现哪些不良反应？

接种减毒的麻腮风活疫苗后引起的不良反应一般较轻。比较常见的是在接种 24 小时内，注射部位出现疼痛或触痛，多数情况下可于 2 ～ 3 天内消失。近 5% ～ 15% 的接种者在接种疫苗后一到两周内出现发烧，持续 1 ～ 2 天后可自行缓解；近 5% 的接种者出现持续 1 ～ 3 天的皮疹。另可见轻度腮腺和唾液腺肿大，一般在一周内自行好转。极罕见不良反应包括过敏性皮疹、过敏性休克、过敏性紫癜等。

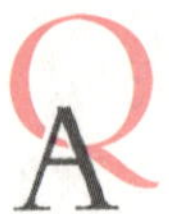

为何北京规定孩子 8 月龄打麻风疫苗，18 月龄打麻腮风疫苗，而美国则规定孩子 12 月龄打麻腮风疫苗呢？

各国甚至一个国家的不同地区，在疾病的预防方面会根据疾病的流行及控制情况并结合可供选择的疫苗来制定相应的免疫程序，所以疫苗接种的种类及时间都会有所不同。

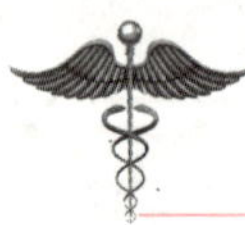

麻疹跟麻风病是一回事吗？

麻疹是由麻疹病毒引起的急性呼吸道传染病，主要症状有发烧、咳嗽、眼结膜充血、皮肤出疹子等。而麻风病是由麻风杆菌引起的一种慢性传染病，主要侵犯皮肤和周围神经。因此麻疹跟麻风病是完全不同的两种疾病。

你需要知道的二类疫苗接种细节

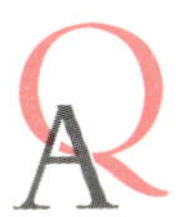

二类疫苗宝宝要不要打呢?

通常家长最纠结的都是二类疫苗要不要打。二类疫苗就是需要自己掏钱的疫苗，一般包括肺炎疫苗、流感嗜血杆菌疫苗（Hib）、轮状病毒疫苗、水痘疫苗、流感疫苗等。不同国家、不同地区，接种疫苗的种类和程序都不一样。

对于流感疫苗，美国推荐 6 个月以上的宝宝就可以接种，而且每年免费接种。一般成人的剂量是 0.5 毫升，儿童剂量是 0.25 毫升。首次接种的宝宝，要用儿童剂量打两次，当天接种一针，30 天之后再接种一针。

肺炎疫苗，有一种是 7 价结合型肺炎疫苗。这在美国以及其他很多国家是政府埋单计划内的疫苗，它可以预防绝大多数的中耳炎和肺炎。目前肺炎疫苗在国外已经更新换代为 13 价，仍然是政府埋单。国内还有一种 23 价肺炎疫苗，但制备工艺属于多糖型的疫苗，跟 7 价和 13 价结合型的疫苗不太一样。它只适用于两岁以上体弱多病的宝宝、65 岁以上老年人、免疫功能正常的慢性病患者以及免疫力低下的艾滋毒感染者，但不适用于健康宝宝。

脊髓灰质炎疫苗目前国内有两种剂型：一种是口服的活疫苗（糖丸的形式），这种是免费的；一种是打针的灭活死疫苗，这种需要自费。很早以前，没有技术制造灭活疫苗的时候，大家都用口服活疫苗；有了灭活疫苗之后，国外就淘汰了口服的。为什么淘汰？因为有 1/250000 的宝宝口服了这种疫苗之后会得小儿麻痹症。但是中国还没有淘汰，所以中国的家长如果希望不花钱就只能选择口服的，但同时要承担 1/250000 的风险。如果选择口服的活疫苗，通常不良反应发生在第一次口服糖丸的时候，如果过后没有问题，接下来发生的风险就非常低了。有些家长一开始不知道口服的活疫苗有风险，吃了一次糖丸后知道了这种情况又担心了，又带宝宝去打针，这样也是可以的。

除了单独注射的灭活脊髓灰质炎疫苗外，此疫苗通常也包含在一种叫五联苗的疫苗里。这种疫苗是将百白破、流感嗜血杆菌和脊髓灰质炎五种疫苗合在一起打，可以减少给宝宝打针的次数。通常对于有经济实力的家长，我都会推荐他们打五联苗。五联苗相对来说价钱会高一些，但是，打五联苗就可以减少去保健站的次数。打针次数少，宝宝受的罪也少。

水痘疫苗，通常建议 1 岁以上的宝宝打。水痘病毒和成人的带状疱疹病毒实际上是一种病毒，所以得了带状疱疹的病人很容易把病毒传给宝宝，要注意隔离；另外，有集体生活的宝宝，得水痘的概率也会相应增加。

中国的轮状病毒疫苗和国外的不一样。国外有两种轮状病毒疫苗，都是口服的，通常都是建议在宝宝 8 个月之前完成接种，以后就不用再接种了。但是，国内疫苗的菌株不一样，所以会建议每年都接种。

二类疫苗接种（部分）

疫苗名称	针对疾病	接种参考	注意事项
流感疫苗	流感	美国推荐 6 个月以上的宝宝免费接种	首次接种的宝宝，当天接种一针，30 天之后再接种一针
肺炎疫苗	**7 价肺炎疫苗：** 7 种血清型肺炎球菌引起的感染性疾病（如肺炎和中耳炎） **13 价肺炎疫苗：** 13 种血清型肺炎球菌引起的感染性疾病	**7 价肺炎疫苗：** 3 月龄～2 岁的婴幼儿、未接种过本疫苗的 2 岁～5 岁儿童 **13 价肺炎疫苗：** 6 周龄以上的宝宝	23 价肺炎疫苗不适用于健康宝宝

续表

疫苗名称	针对疾病	接种参考	注意事项
脊髓灰质炎疫苗	小儿麻痹症	有经济实力的家长推荐带宝宝打五联苗	口服的活疫苗（糖丸）是免费的，打针的灭活死疫苗需要自费
水痘疫苗	水痘	建议1岁以上的宝宝打	水痘疫苗长期效果不太好，所以1岁打过第一针后，建议在4～6岁时打第二针以加强保护力
轮状病毒疫苗	秋季腹泻	每年接种，直至3岁	国外研究表明，轮状病毒疫苗有导致罕见副作用肠套叠的风险，因此口服第一剂轮状病毒后的三周内，要注意观察宝宝有没有腹痛、呕吐、血便、腹部肿块等症状，一旦出现以连续腹痛为主的症状，要马上就医

3 种肺炎疫苗的适应人群

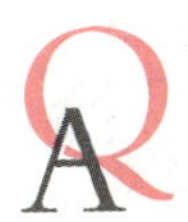

7 价肺炎、13 价肺炎和 23 价肺炎疫苗有什么区别？

7 价肺炎可以预防 7 种血清型肺炎球菌引起的感染性疾病（如肺炎和中耳炎）。接种人群为 3 月龄～ 2 岁的婴幼儿、未接种过本疫苗的 2 ～ 5 岁儿童。常规推荐 3、4、5 月龄进行基础免疫，12 ～ 15 月龄加强免疫。13 价肺炎疫苗是 7 价肺炎的升级换代产品，可以预防 13 种血清型肺炎球菌引起的感染性疾病，比 7 价多覆盖了 6 种，保护更全面。接种人群为 6 周龄以上宝宝，分别于 2、4、6 月龄进行基础免疫，12 月龄加强免疫。目前国内 7 价肺炎疫苗由于厂家停产的原因已停止供应，而 13 价肺炎疫苗仍处于临床注册阶段，据说国产的 13 价肺炎疫苗将在 2016 年上市，但具体上市月份不详。等不及的宝宝也有一些特意到香港、澳门、台湾等地区接种 13 价肺炎疫苗。上述 7 价和 13 价肺炎疫苗，在疫苗的生产中采用的是结合制备工艺，对 2 岁以下宝宝的免疫效果更佳。

23 价肺炎疫苗生产中采用的是用肺炎球菌细胞壁表面的多糖做的疫苗，虽覆盖了 23 种血清型肺炎球菌引起的感染性疾病，但对 2 岁以下宝宝的免疫效果并不好，因此它的适用接种人群是 2 岁以上高危人群，不适用于健康宝宝的预防接种。高危人群包括 65 岁以上老年人，免疫功能正常的慢性病患者（心血管病、肺病、糖尿病、酒精中毒、肝硬化患者），免疫功能低下者，艾滋病毒感染者，在感染肺炎球菌高危环境中的人员等。

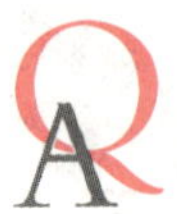

错过了 7 价肺炎疫苗的接种时间，还能补种吗？

7 价肺炎疫苗常规接种程序是 3、4、5 月龄时各打一针，12~15 月龄时再加强一针。如果错过了常规的接种月份，接种第一针时仍小于 12 月龄时，第一、二针之间的间隔是一个月，第二、三针的间隔还是一个月。

接种了流感疫苗也有可能得流感

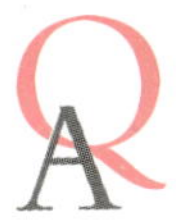

为什么宝宝打了流感疫苗还会得流感？

美国CDC（美国疾病预防控制中心）的解释如下：流感疫苗能否预防流感取决于两方面：一是接种者的年龄和健康状态；二是疫苗中的病毒株与正在流行的病毒株是否吻合或接近，如果吻合，疫苗的保护作用就强，反之就弱。但即使不完全吻合，接种流感疫苗也会起到预防流感并发症的作用，即接种了流感疫苗的人即使患流感，症状也要比没接种流感疫苗的人轻。肺炎疫苗也是同样的道理。

被猫狗咬伤必须接种狂犬病疫苗

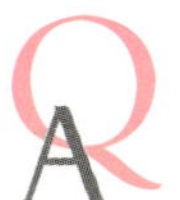

昨天下午，宝宝被一只小流浪猫抓出了一点点血丝，请问要打针吗？

被流浪猫抓破了有血丝，应该立刻用肥皂水冲洗，之后尽快接种狂犬病疫苗。同时，建议将流浪猫关起来观察十天，如果十天内小猫没事儿，则把十天后要接种的针数减少一针，如果小猫在十天内死亡，则需要把全程的疫苗接种完。如果被家里的宠物猫、狗抓破，也需要像上述这样处置。

接种破伤风疫苗需区分不同情况

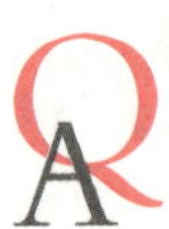

宝宝被生锈的刀片划了一道口子，需要打破伤风吗？

如果宝宝全程接种了计划免疫的破伤风疫苗，而且受伤时与最后一针疫苗的间隔时间小于 5 年的话，无须接种破伤风疫苗。此时宝宝身体已经通过之前的疫苗接种产生了抗体，因此也不需要注射破伤风抗毒素或破伤风免疫球蛋白。

如果宝宝没有按时接种或没有接种完全程的疫苗，则需要打破伤风疫苗，必要时还需要注射破伤风抗毒素或破伤风免疫球蛋白，前者需要做皮试，后者无须皮试，但价格贵。

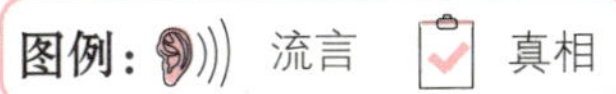

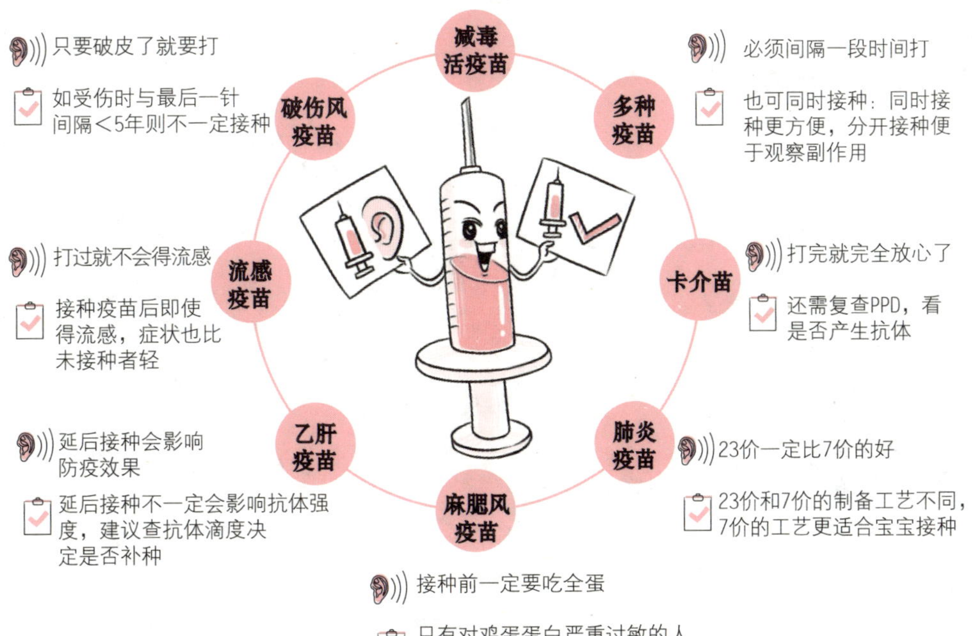

宝宝被流浪猫、狗抓伤需要打针吗?

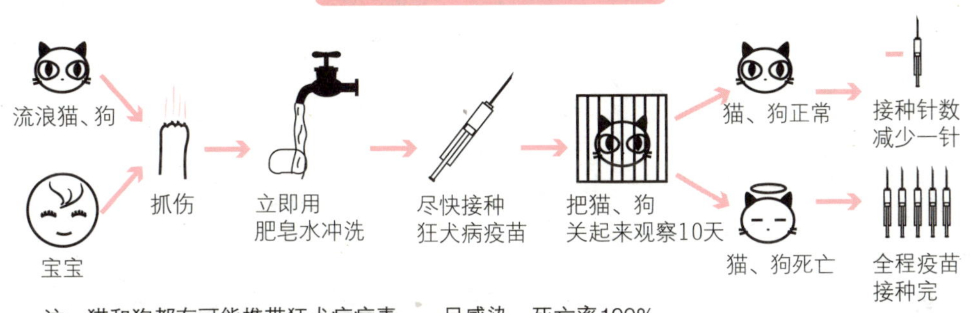

注：猫和狗都有可能携带狂犬病病毒，一旦感染，死亡率100%，因此接种狂犬病疫苗没有任何禁忌。

02

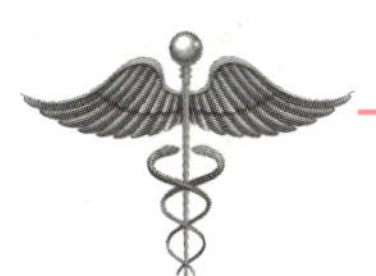

湿疹皮肤害怕干燥，做好保湿事半功倍

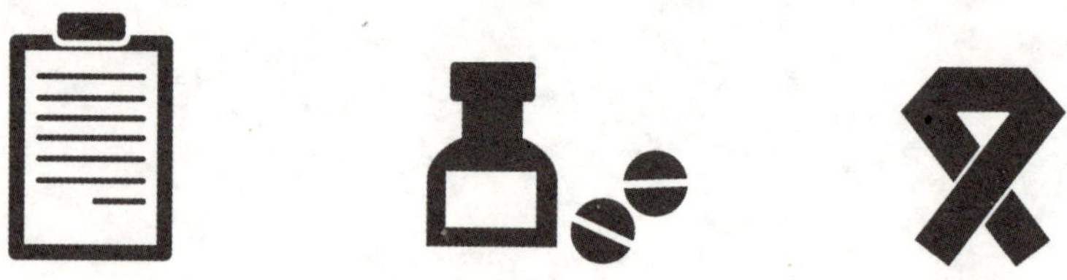

小树五个多月大时，有一天，妈妈给他洗澡的时候，发现他脖子的皮肤皱褶里有一些红色的小疹子。给小树洗完澡，小树妈妈又检查了他的全身，发现在脸颊和眉毛上也隐约有疹子的痕迹。

对于这些“小红点”是什么，小树妈妈和姥姥的意见发生了分歧。因为小树是个小胖子，脖子上的肉堆成几个褶，姥姥认为是太热，不透气而出的痱子；但妈妈不同意，因为当时是腊月，家里靠暖气供暖，温度并不高，而且不光是不透气的脖子上有疹子，风吹日晒的脸上也有疹子，所以妈妈认为是婴儿常见的湿疹。

因为对疹子的认识不一致，所以对于小树的护理，妈妈和姥姥的意见自然也不统一。妈妈主张抹点润肤乳保湿，姥姥认为应该擦点痱子粉，并且妈妈和姥姥各不相让，都坚持应该按照自己的方法做。

就这样耗了一天，终于，晚上小树爸爸下班了，小树妈妈和姥姥分别找小树爸爸“主持公道”。一边是自己的老婆，一边是为自己带孩子的岳母，小树爸爸左右为难，憋了半天，最后说：“要不上医院看看吧。”

“不行！”这回小树妈妈和姥姥的意见倒是一致：本来没啥事，就是出几个疹子，万一上医院交叉感染，再传染上点啥病就不好了。

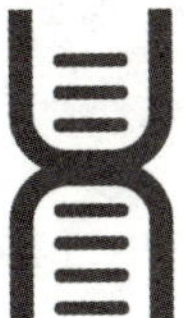
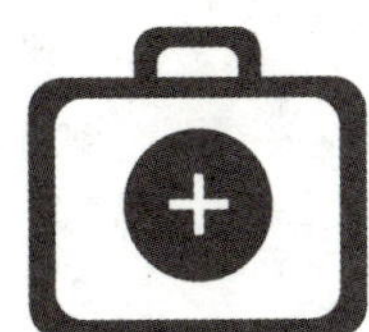

“那怎么办？”小树爸爸想了想，最终还是决定，“听妈的吧，妈带孩子经验丰富。”小树妈妈气得直翻白眼，但也没办法，她知道老公这么做也是为了家里的安定团结。

小树的脖子上被扑了一层爽身粉，白花花一片，脸上因为不好扑粉，在小树妈妈的强烈要求下，就任其发展了。过了两天，小树脖子上的疹子不但没见好，还连成了片，面积也越来越大，小树时不时会用小胖手抓一抓。脸上的疹子倒是还那样，没见好，也没太严重。

这回小树妈妈再也忍不下去了，说肯定是湿疹，得保湿，原先的治疗方法大错特错了。毕竟自己闺女才是孩子的亲妈，小树姥姥也不再说什么了，看着小树妈妈给小树洗了澡，在孩子的脸上、脖子上厚厚地涂上了一层婴儿润肤霜。

过了几天，孩子脸上的疹子几乎消失了，脖子上的疹子面积也小了很多。小树妈妈很得意，一副尽在掌握中的样子。

? 你知道吗

湿疹皮肤的护理，保湿润肤是基础，做好保湿润肤可以事半功倍。

没想到，小树脖子上的湿疹虽然没有再严重，但也没有完全痊愈，总是残留一些；而脸上的疹子则是消退了一部分，过几天又会出现另一部分。

小树妈妈很是苦恼，但因为小树的疹子一直不算严重，所以一直坚持给他进行保湿护理，并没有去医院。

到小树一岁的时候，身上的疹子已经很少了，只有零星几个。因为其他疾病，小树妈妈带小树去儿童医院看了皮肤科，为了不浪费资源，小树妈妈也向医生咨询了下小树脸上、脖子上的疹子到底是什么。

是湿疹，医生给下了定论，同时告诉小树妈妈，孩子的湿疹不严重，注意保湿是对的。具体还有哪些家庭护理要点，各位被湿疹困扰的妈妈们来看看下面的内容吧。■

湿疹用药的常见问题

湿疹病因复杂，无法根治

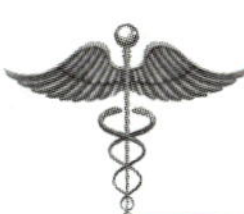

湿疹病因复杂

湿疹又称异位性皮炎，此病好发于5岁以下的宝宝，确切的致病原因目前还没有完全研究清楚。医学主流观点认为是遗传过敏性疾病，其一是由于遗传。比如说家族中有人患哮喘、过敏性鼻炎、湿疹等过敏性疾病，宝宝得湿疹的概率就高。其二是由于过敏。因为5岁以下宝宝的皮肤屏障功能还没有发育完善，对外界环境变化或者刺激的抵抗能力弱，容易因过敏原的侵入而出现湿疹。

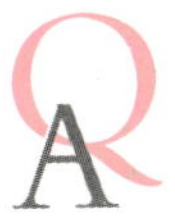

湿疹是由于皮肤太湿吗？

英文Eczema在中文里被译成“湿疹”，导致不少人认为湿疹是由于皮肤太湿造成的，其实恰恰相反，患了湿疹的皮肤特别怕干，要保持滋润才行。对于湿疹皮肤的护理，保湿润肤是基础，做好保湿润肤可以事半功倍，甚至轻度的湿疹做好保湿就可以自愈。如果宝宝皮肤只是有点变红、脱皮，或是只有几个小疹子的轻症湿疹，可以只用润肤霜护理，一天多次勤涂润肤霜，保持皮肤一直滋润，湿疹就可以消退。

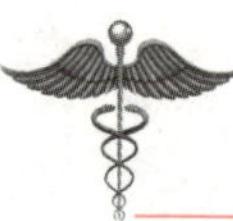

润肤霜和润肤露的区别

给宝宝使用时，尽量选用软膏或者霜剂的剂型，除非湿疹部位在头皮上，这时需要使用润肤露这种容易涂抹的剂型。因为润肤露多是水包油类的剂型，水直接接触皮肤容易蒸发，水分蒸发后会让皮肤更干燥，保湿时间相对较短。因此湿疹的皮肤更应该用油包水类的润肤软膏或润肤霜，保湿时间相对较长。

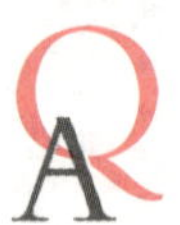

湿疹有什么特征？跟痱子有何区别呢？

痱子是界限清晰的小粒状红色皮疹，严重的皮疹上有白色脓点。湿疹的疹子没有明显分界，严重者有水疱和渗出，疹子上不会有白色脓点。湿疹原因多是过敏，除此还因为皮肤太干及太热，除了降温还需保持皮肤湿润。痱子是因为闷热潮湿导致，除了降温还需保持皮肤干燥。

	湿疹	痱子
症状	疹子没有明显分界，严重者有水疱和渗出	界限清晰的小粒状红色皮疹，严重的有白色脓点
病因	过敏，皮肤太干太热	气候太过闷热潮湿
家庭护理	降温，保持皮肤滋润	降温，保持皮肤干燥

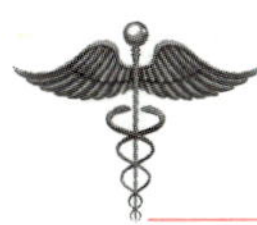

湿疹的高发部位

不同年龄段湿疹发生的部位也不太一样。小一点的宝宝多发生在胳膊、腿的正面或脸颊、头皮，一般不发生在纸尿裤覆盖的部位；大一点的宝宝和成人多发生在后颈、肘关节褶皱区以及膝盖后侧。大点的宝宝及成人湿疹皮肤会变深变厚，如果经常抓挠还有可能留有疤痕。

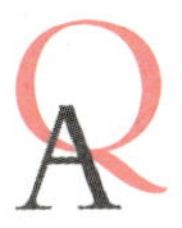

湿疹有能断根的药吗？可以自愈吗？

和过敏沾边的疾病，包括湿疹、过敏性鼻炎、哮喘等，都没有根治的办法。为什么不能根治呢？这要从过敏是怎么一回事说起。

过敏是指在某些情况下，某些人的身体对正常的体外因素产生的不正常的过度反应。这些正常的体外因素可能是吃了海鲜，或者皮肤接触了刺激性的洗护用品，以及通过呼吸吸入了花粉、尘螨等东西。正常人的免疫系统对这些东西不会做出特殊反应，只有某些人的免疫系统不成熟或者失调时，才会将这些东西看成是破坏身体正常功能的“异物”（也就是医学上讲的“过敏原”），进而做出过度反应产生抗体。抗体会留在血液中，一段时间后，身体再次接触到“异物”，抗体就会对抗“异物”，进而产生过敏反应，释放炎性物质导致皮炎或过敏性鼻炎等症状。

对于人体的防御体系——免疫系统不成熟或者失调诱发的疾病，我们不可能采用破坏人体防御体系的方法去治疗，所以也就没有根治的办法。能够采取的治疗手段只能是尽量避免接触过敏原，以护理或用药的方式控制症状，预防复发。

目前没有任何一种药物可以根治湿疹，但 50% 以上的患儿随着年龄的增长，湿疹可以自愈。在这个过程中，家长能做的就是通过正规渠道获得专业知识，通过护理以及用药来控制湿疹的反复发作，以减轻湿疹对患儿生活质量和生长发育的影响，不要听信各种偏方秘方延误宝宝治疗。

湿疹没有彻底治愈的方法，家长要有和湿疹打持久战的心理准备。常说母子 / 女连心，家长的焦虑状态很容易影响到宝宝，给宝宝造成精神压力。精神紧张也是诱发湿疹的原因之一，家长面对湿疹一定要心态平和，营造一个愉悦健康的家庭氛围会更利于宝宝湿疹的控制。

抗组胺类抗过敏药可止瘙痒

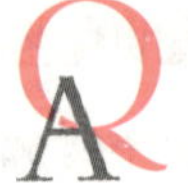

针对湿疹导致的皮肤瘙痒，有什么安全的药物可以缓解吗?

痒得厉害时，可以口服扑尔敏、氯雷他定、西替利嗪等抗组胺类抗过敏药止痒。这三种药的区别在于，扑尔敏属于一代抗组胺药，止痒的效果会稍微强些。但一代抗组胺药（同属这一代的抗过敏药还包括苯海拉明和赛庚啶）有使病人嗜睡、乏力这样的不良反应，适合睡前服，但不适合 2 岁以下的宝宝。为减轻一代的不良反应，二代抗过敏药氯雷他定和西替利嗪应运而生。除了嗜睡、乏力的不良反应较小外，二代药效持续的时间也较长，通常一天只需服用一次，而且有适合宝宝服用的溶液剂型。

有些医生会使用炉甘石洗剂止痒，但我个人不建议用，因为湿疹皮肤怕干燥，而炉甘石洗剂涂抹到皮肤上后，随着水分的蒸发，会让皮肤变得干躁，不利于湿疹的恢复。

皮肤破溃小心感染

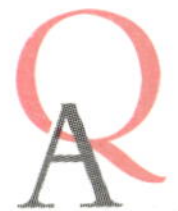

宝宝得了湿疹，因为痒经常挠，有时甚至会破口流水，怎么办呢？

对于轻度湿疹，用低敏的护肤霜经常保持皮肤滋润就可以控制；对于中、重度的湿疹，保湿的同时需要配合使用弱效外用激素，对于有破口流水合并细菌或者真菌感染的湿疹，则需要联合使用抗感染的药膏，如莫匹罗星或者红霉素软膏治疗细菌感染，派瑞松治疗真菌感染。

严重顽固性湿疹需推迟疫苗接种

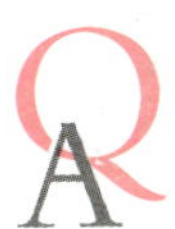

宝宝患湿疹期间可以接种疫苗吗？

湿疹不是接种疫苗的禁忌证，湿疹不严重的话可以正常接种疫苗。只有处于严重顽固性湿疹的急性期才需要推迟接种疫苗。

对付湿疹，激素药膏当用则用

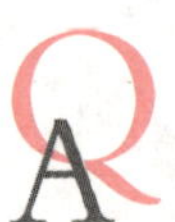

对于湿疹，只用润肤霜就可以搞定了吗？宝宝湿疹，去医院时医生给开了外用激素软膏，因为担心副作用，一直没敢用。

国内外的临床经验均表明，对于轻度湿疹，可以用低敏保湿润肤霜来治疗，但对于中、重度湿疹的治疗，外用糖皮质激素药膏（俗称“激素药膏”）是首选治疗药物。

可是用关键词在百度上检索“湿疹”和“激素”，显示出来的绝大多数信息是不要使用激素。这样的信息很容易误导家长，延误宝宝湿疹的治疗，使得最初很容易控制的小面积湿疹拖成了难治的大面积湿疹。再加上“激素”二字常让人联想到“性早熟”“内分泌失调”等，家长们本能地选择回避，唯恐用药后对宝宝产生抑制生长等副作用。

其实，作为外用药的激素药膏并不存在上述家长联想到的副作用，通常只有长期大剂量口服激素或者注射激素，才会产生累及内分泌系统而抑制生长的副作用，而治疗湿疹一般不主张用口服或者注射的激素。外用激素长期使用的不良反应仅局限于皮肤，最严重的副作用是激素依赖性皮炎，而产生这类严重副作用的前提是，长期、大剂量滥用强效激素药膏，短期使用弱效激素药膏只可能会出现皮肤变薄和色素沉着等副作用。另外，即使不用激素药膏，患湿疹的皮肤在恢复期也会有皮肤色素的改变，这种情况是疾病自身引起的皮肤颜色变化，不一定是激素造成的色斑，随着时间的推移，色斑会慢慢退去。

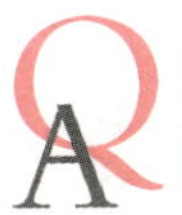

市面上的激素药膏有各种类型，它们都可以给宝宝使用吗？强弱有区别吗？用法是不是都一样呢？

日常生活中常用的激素类药膏有很多种，但效能是不一样的。1% 氢化可的松相对较弱，但国内没有，有些妈妈通过海淘购买。尤卓尔是 0.1% 的丁酸氢化可的松，属于弱强效激素。通常医院自制的 0.025% 外用地塞米松药膏属于最弱效激素，但口服或静脉注射的地塞米松属于中强效的激素，需要注意区分。

外用激素药膏效能强度和成分、浓度、载体类型（乳膏、软膏等）有关，浓度越大效能越强，软膏的吸收比乳膏更好，所以同一种药物做成的软膏比乳膏效能更强。常用的外用激素药膏效能由弱到强排序是：正规大医院自制的含地塞米松的药膏 <0.1% 丁酸氢化可的松（尤卓尔）< 0.1% 糠酸莫米松（艾洛松）<0.05% 二丙酸倍他米松 <0.05% 氯倍他索。

治疗宝宝湿疹，通常不会选用最后两种强效激素。因为 1% 氢化可的松中国市场上没有，因此我们医院常常用稀释尤卓尔的方法制备弱效激素药膏。对于就医不便的患者，可以用温和无刺激的润肤霜自己在家稀释尤卓尔，稀释比例为 1 ∶ 1 或更低的 4 ∶ 1，人们熟知的 0.025% 的氟轻松属于含氟的弱强效激素，不建议给宝宝使用。同时含氟的激素也不建议成人在脸上使用，容易造成色素沉着，留下色斑。使用弱效外用激素时，症状消失就可以停药，不需要逐步撤药。更多激素药膏的效能分级请参见表格。

常用外用糖皮质激素效能分级表（7 级）

级数	效能	常用激素
Ⅰ级	超强效	0.05% 二丙酸倍他米松增强剂软膏、0.05% 氯倍他索软膏和乳膏
Ⅱ级	高强效	0.05% 二丙酸倍他米松乳膏、0.05 卤米松乳膏、0.05% 氟轻松乳膏、0.1% 哈西奈德软膏
Ⅲ级	强效	0.05% 丙酸氟替卡松软膏、0.1% 戊酸倍他米松软膏
Ⅳ级	中强效	0.1% 糠酸莫米松乳膏、0.025% 氟轻松软膏、0.1% 曲安奈德乳膏
Ⅴ级	弱强效	0.1% 丁酸氢化可的松软膏、0.025% 氟轻松乳膏
Ⅵ级	弱效	0.05% 地奈德乳膏、0.03% 氟米松特戊酸酯乳膏
Ⅶ级	最弱效	1% 氢化可的松乳膏、0.1% 地塞米松乳膏

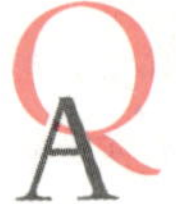

激素软膏怎么用啊？直接涂抹就可以了吗？用量大概是多少啊？用多长时间呢？

宝宝湿疹外用激素药膏的使用要遵循以下五条原则：

◆**治疗时尽可能选用弱效的药膏。**除非是控制中、重度湿疹的急性发作，此时可以选用稍微强效的激素药膏短期使用，一旦急性期症状控制住了，再换成弱效的激素药膏维持治疗。

◆**激素类药膏一般每日涂抹仅需 1 ~ 2 次，涂的次数不能太多。**如果湿疹症状比较轻，一天涂一次就能达到止痒和消退红疹的目的，那就应该只涂一次，如果症状控制不理想，最多一天涂两次。这类药膏维持疗效的时间都比较长，如果涂的次数过多，不仅不会增加疗效，反而会增加出现副作用的风险。涂药量也仅是薄薄的一层，不能涂得太多。

◆**全身涂抹时，使用面积尽量不要超过体表面积的 1/3。**全身大面积涂抹会增加副作用的风险，同时，如果是全身大面积暴发湿疹，应考虑食物过敏等因素，要查找出原因并加以避免。

◆**家庭自行护理湿疹时，激素药膏使用时间以 5 ~ 7 天为宜，若 7 天后湿疹症状没有改善，要及时看医生评价病情和调整用药。**在医生的指导下，激素药膏的使用时间可以适当延长，但要严格遵医嘱使用。

◆**如果同时使用两种以上的药膏，每种药膏涂抹的时间要间隔半小时以上。**例如用激素药膏尤卓尔的同时也需要使用抗感染的药膏百多邦，二者就要间隔半小时涂抹。

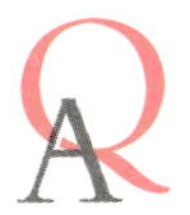

宝宝患了湿疹去医院，医生给开了艾洛松和他克莫司软膏，让交替使用。请问他克莫司软膏也是一种激素吗？可以让宝宝使用吗？

激素药膏是治疗湿疹的一线药物，免疫抑制剂是二线选择，如他克莫司。当严重湿疹需长期使用强效激素时，为避免激素带来的副作用，会短期或间歇性使用他克莫司类药以避免长期使用强效激素药膏。或者在眼睛、生殖器等敏感部位用药时，为避免使用激素药膏吸收过多导致副作用，也会短期或间歇性使用他克莫司类药物。他克莫司类的产品说明书里有一项警告，指出此类药有导致皮肤癌的风险，这是一个需要平衡考虑的因素。只有当它带来的收益大于风险的时候才会考虑使用。对宝宝来说，特别是 2 岁以下的宝宝，应该尽量避免使用这类药物。

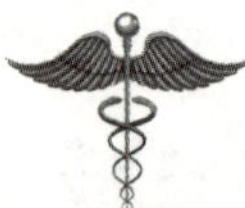

海淘湿疹膏

我知道有不少家长在网络上海淘湿疹膏，虽然卖家宣称是“湿疹膏”，但其实绝大多数产品就是国外的一些保湿润肤霜。这类产品在国内也有，没必要漂洋过海去淘。比如贵一点的丝塔芙、雅漾等进口药妆类低敏润肤品，便宜一点的国内皮肤科医生推荐的本土的郁美净、孩儿面、硅霜等，都属于这类产品。

某些纯中药膏实则不纯

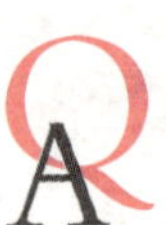

之前在某诊所为宝宝开了一个中药膏，说是祖传秘方，纯中药成分，不含激素。宝宝涂上几天就好了，您觉得这种药靠谱吗？

治疗湿疹，我主张去正规医院就诊，在专业皮肤科医师的指导下科学使用药品，不要把外用激素药膏想象成洪水猛兽，也不要滥用强效激素药膏，更不要轻信所谓的纯中药不含激素。有报道称，在英国和中国香港地区的一些中医诊所，经常会有所谓的不含激素药膏被检测出含有地塞米松之类的激素。在中国，某些宣传无激素的湿疹药膏里被偷偷摸摸违法添加激素的情况更严重。与其在不知情的情况下滥用激素药膏，不如明明白白合理使用激素药膏。

大多时候，查找过敏原意义并不大

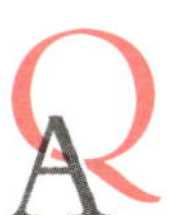

湿疹既然是过敏引起的，那么只要远离湿疹过敏原就能预防宝宝湿疹。是不是哺乳期妈妈就不能吃鸡蛋和牛奶了，否则宝宝就容易患湿疹呢？

这些观点并不科学。越来越多的临床证据表明，食物过敏是一个普遍存在的问题，回避这些宝宝生长发育所必需的可能引起过敏的食物，并不能完全有效地预防婴儿湿疹的发生。哺乳期妈妈可以尽量避免刺激性的食物，但不必完全不吃牛奶和鸡蛋，除非明确诊断宝宝的湿疹是牛奶蛋白和鸡蛋蛋白过敏所致。

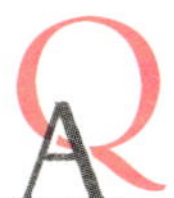

是不是患湿疹的宝宝都应该去查下过敏原呢？有的老人说很多小孩断奶后湿疹就好了，是这样吗？

对轻、中度湿疹而言，查找食物过敏原也没有多大意义，只有全身大面积湿疹发作的宝宝才需要考虑食物过敏的原因。避免复发重在护理，注重皮肤的保湿滋润，注意避免刺激，比如避免丝、毛等物品接触皮肤，避免皮肤过热出汗，避免过度日晒，避免使用碱性皂液等。

别轻易给宝宝断奶，母乳是宝宝最好的食物。宝宝长湿疹不一定影响生长发育，但宝宝缺营养一定会影响生长发育。

衣物选择有讲究

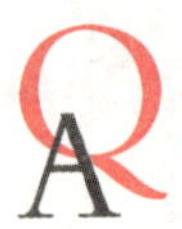

夏天天气较热，能给湿疹宝宝穿真丝类衣服吗？

除了保湿，还要注意湿疹宝宝的皮肤很敏感，对衣物的要求非常高。接触宝宝皮肤的衣物一定要是纯棉、透气、不起球的衣物，包括宝宝皮肤能接触到的护理人员的衣物也应该是纯棉材质的。真丝衣服不能给湿疹宝宝穿，也不能让湿疹宝宝接触到真丝制品，否则会刺激湿疹发作。另外，毛、麻、化纤之类的衣物也应避免让宝宝接触到。

控制温度也是缓解湿疹的有效方法

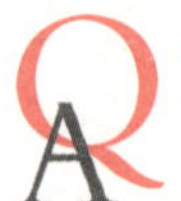

宝宝胳膊和腿突然出现很多湿疹，晚上最严重，早晨情况好一点，天气热时是否易患湿疹？

气温的骤变也是诱发湿疹的刺激因素。随着天气变热，宝宝皮肤表面温度升高，皮脂、汗液分泌增多，刺激皮肤诱发湿疹。应注意给宝宝适当减少衣物，夜里少盖被子，室温保持凉爽，同时经常涂抹专为敏感皮肤研制的低敏润肤霜。

另外，不能因为怕热怕干燥，就不给宝宝洗澡。宝宝患了湿疹可以洗澡，但水温要稍微调低一些，37℃左右和体温相当的水温比较合适。洗澡时间尽量控制在 15 分钟之内，不能过度清洗，同时不要用刺激性沐浴露。洗澡后应立刻给宝宝擦干身体，及时涂抹润肤霜。

湿疹用药 一图看懂

身上轻度湿疹

优选保湿软膏、霜剂

头皮轻度湿疹

优选保湿润肤露

中度湿疹－配制弱效激素药膏

正规大医院自制的含地塞米松的药膏；用润肤霜按1：1或最低4：1稀释尤卓尔

中度湿疹－弱效激素药膏（国内暂时买不到）

1%氢化可的松

重度湿疹－中效激素药膏

0.1%糠酸莫米松（艾洛松）；
0.05%地奈德（力言卓）；
0.1%丁酸氢化可的松（尤卓尔）

不适合幼儿的激素药膏

强效激素：倍他米松、氯倍他索；
含氟激素：醋酸氟轻松

长期严重湿疹

在专业皮肤科医生的指导下，规范用药

眼、生殖器等敏感部位湿疹

短期或间歇性使用他克莫司，但2岁以下尽量避免

破口流水时

细菌感染：
莫匹罗星、红霉素
真菌感染：
曲安奈德益康唑乳膏

痒得厉害时

口服氯雷他定、西替利嗪；扑尔敏（效果强，但不适合2岁以下宝宝）

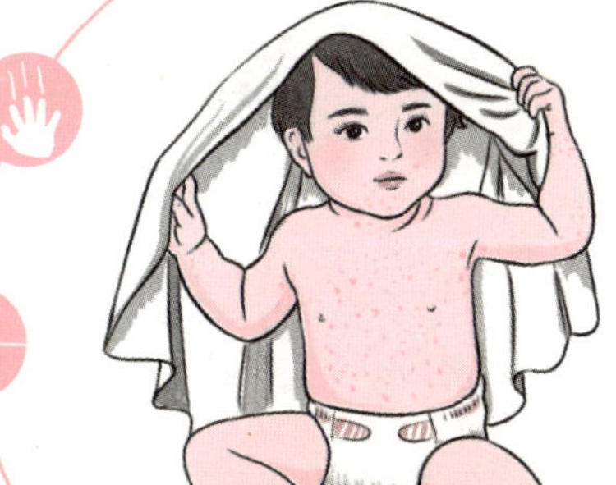

宝宝湿疹外用激素药膏的五大原则

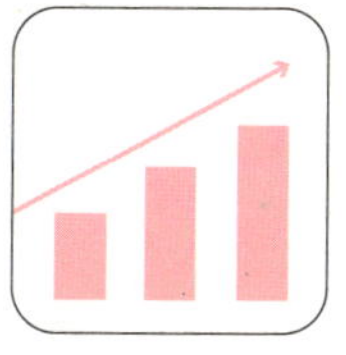

1. 尽可能从弱效的药膏开始，或者急性期用稍强的激素药膏，症状控制后换到弱效药膏

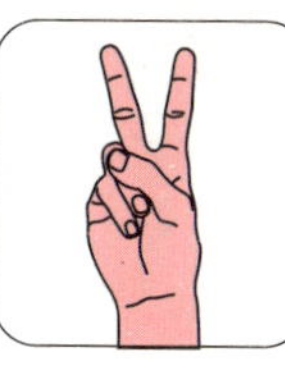

2. 每日只涂抹1次，最多2次

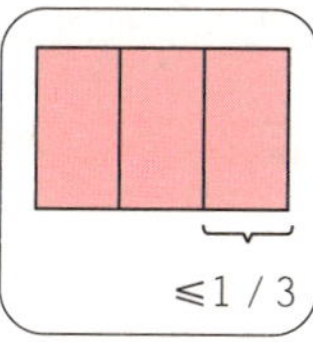

3. 自行使用时，不要超过体表面积的1/3

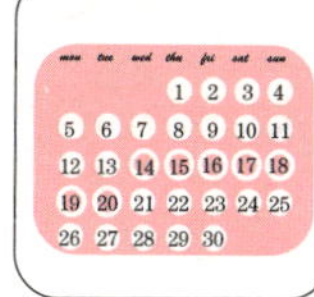

4. 自行使用时，使用时间以5～7天为宜，在医生指导下使用的时间可稍长，需遵医嘱

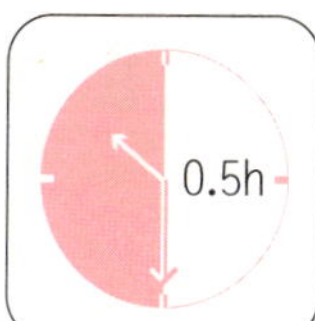

5. 需要使用多种药膏时，激素药膏与其他类药膏间至少隔半小时

冀药师提醒：

出现下列情况，家长需要带宝宝及时就医

用本节介绍的家庭护理湿疹的方式对宝宝进行护理，若使用激素药膏 7 天后湿疹症状没有改善，要及时看医生评价病情和调整用药。在医生的指导下，激素药膏的使用时间可以适当延长，但要严格遵医嘱使用。

03

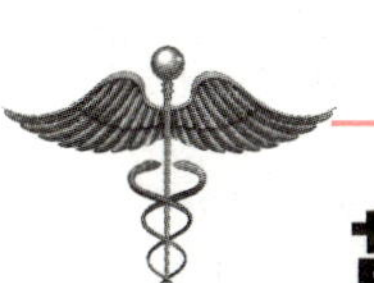

勤换纸尿裤及时清洗，宝宝不再红屁股

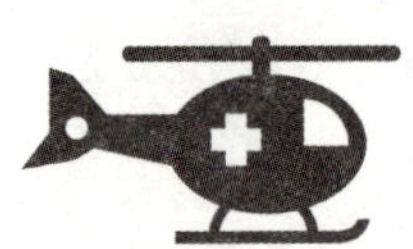
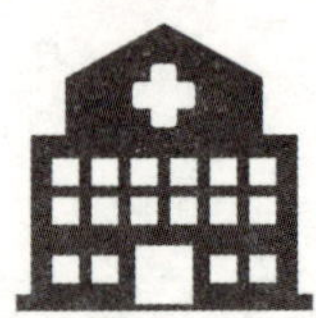

两个月前，美女慧敏荣升为辣妈，回想起这两个月的新晋妈咪生涯，慧敏感觉就一个字——“乱”。突然有太多问题摆在她面前，慧敏觉得每天就好像过关一样，要摆平各种大事小事，还要处理和老公、婆婆的各种矛盾。

天气逐渐热了，这几天，慧敏发现宝宝的小屁股有些发红，她并没有太当回事，换完纸尿裤，顺手给孩子抹了点护臀霜。从怀孕时就上育儿论坛的慧敏知道，几乎每个孩子都会有红屁股，宝宝在月子里也有，抹点护臀霜就好了。

谁知过了两天，宝宝的红屁股仍然存在，并没有好转，但也没有严重。慧敏仍旧照方抓药，换完纸尿裤就给孩子抹上护臀霜。

这时候，婆婆说话了：“我说，孩子就是纸尿裤给捂的，大热天给孩子用这个，不透气，还是原来的尿戒子好，你们小时候不都用那个？”

慧敏和婆婆解释了几句，眼看婆婆越来越激动，再说下去，非吵起来不可，慧敏只好说：“那您说怎么办？”

“换尿戒子啊，我早就裁好了，洗干净备着呢。可不是像你们小时候用旧衣服做的，我都买的新纱布。”

慧敏虽然不乐意，但也不愿因为这事伤了和气，就同意给孩子换几天布尿布试试。

谁知道，没用两天，宝宝的红

 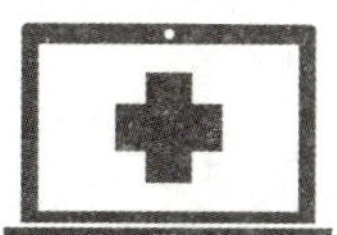 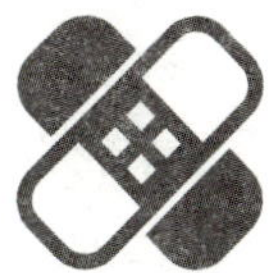

屁股非但没好，反而面积更大了，而且开始破皮，渗水。还没等慧敏说什么，慧敏的老公先不干了，冲着自己妈妈就吼："好好的纸尿裤不用，非用什么尿戒子，看把你孙子害的。"

看到眼前的情况，慧敏的婆婆也傻了眼，虽然心里面还是对纸尿裤有意见，但对自己的尿戒子也不敢再坚持了。

慧敏看孩子现在的样子，不敢再给宝宝涂护臀霜了，和老公商量了一下，觉得还是带孩子去医院看看比较稳妥。

儿科医生看了看宝宝的情况，对慧敏夫妻说："孩子这是尿布皮炎啊，就是尿布疹，现在有点感染了，我给你们开点抗菌软膏莫匹罗星，回去给他抹上。"然后又叮嘱了要保持局部干爽等注意事项。

"大夫，您说是布尿布好还是纸尿裤好啊？"慧敏提出了心中的疑问。

"当然是纸尿裤啊，但是要勤换啊，还要经常给孩子洗屁股。"

有了大夫这句话，慧敏夫妻可算有了依据了，回去马上把布尿布束之高阁，把纸尿裤又请了回来。同时，慧敏增加了给孩子洗屁股的次数，在原来便后洗屁股的基础上，又加了早中晚三洗。

洗完屁股，慧敏记得医生说要保持干燥，就拿出吹风机准备给孩子吹干。婆婆一看又不干了，说怎

? 你知道吗

勤洗屁股，勤换纸尿裤，保持干燥，宝宝才能远离尿布疹。

么能对着孩子屁股这么吹呢，会吹坏的呀！慧敏无奈地把吹风机放一边，问婆婆怎么办。老太太也有办法，一边让孙子的屁股对着窗口晒太阳，一边自己拿把扇子给扇风。

这样做也挺管用，很快宝宝的小屁股就干了，慧敏再给涂上莫匹罗星软膏和护臀霜，晾一会儿，再给穿上纸尿裤。

婆媳二人合作，没几天，宝宝的红屁股大为好转，最后完全消失了。■

尿布疹用药的常见问题

三大原因让宝宝患上尿布疹

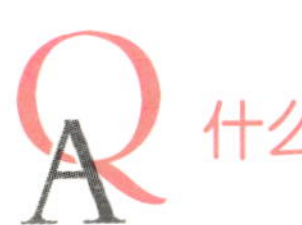

什么是尿布疹？

老百姓也常把它称为“红屁股”或者“尿布皮炎”。每个宝宝在婴儿期都可能患尿布疹，顾名思义，尿布疹是指尿布包裹处皮肤上起的皮疹。皮疹可能是发炎发红的轻症，也可能发展成流水流脓的重症。皮疹会导致宝宝疼痛和不适，这会影响宝宝的睡眠和情绪，需及时尽早治疗。

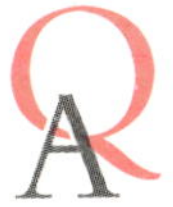

宝宝为什么会得尿布疹？

造成宝宝患尿布疹的主要原因有三个方面：

◆宝宝的新陈代谢快，每日排便排尿的次数多，粪便尿液中的氨水等刺激性物质经常刺激皮肤，加之宝宝皮肤比较娇嫩，很容易导致屁股、生殖器、大腿根部等处的皮肤受到损伤，这在宝宝腹泻期间以及服用抗生素期间尤其常见。这也是宝宝患尿布疹的主要原因。

◆粪便尿液刺激导致的皮肤发红治疗不及时、护理不得当，3 天后就容易继发真菌感染，这种情况容易出现在腹股沟以及生殖器等部位，皮肤或黏膜会形成水疱，甚至溃破；要是合并细菌感染，则可能流黄色脓水。

◆对尿布中的染料过敏、疥疮等其他少见原因也可能让宝宝患上尿布疹。

治愈尿布疹，干燥、清洁、护臀霜一个不能少

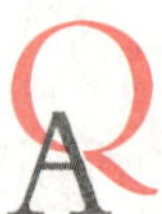

尿布疹有什么好的护理和治疗建议吗?

尿布疹的护理和治疗只有明确病因才能做到有的放矢。

◆为了减少宝宝皮肤与粪便尿液的接触时间，应勤换尿布，通常建议每 2 ~ 3 小时就要更换一次，或者宝宝只要拉了就要及时换掉尿布。有人会问，宝宝尿布疹是不是因为穿了纸尿裤导致的，用布尿布会不会更好？恰恰相反，布尿布一尿湿乎乎的，湿布紧贴着皮肤，更容易导致尿布疹出现。另外，布尿布的清洁方面也会有问题。清洗布尿布时通常会用到刺激性的清洁剂，如果天气不好，不能充分将其晒干有效消毒的话，用在宝宝身上，也会造成宝宝皮肤感染。所以如果经济条件允许的话，还是推荐家长给宝宝用纸尿裤。生产纸尿裤的技术现在已经比较成熟了，一般厂家生产出的纸尿裤都能吸湿保干，让宝宝的屁股保持干爽透气。但是，再好的纸尿裤，如果家长犯懒不及时给宝宝换的话，也可能会让宝宝患上尿布疹。所以，要想有效地预防尿布疹，家长需要勤快一些。另外，如果是因为对某一品牌的纸尿裤过敏而导致的尿布疹，需

要换个品牌的纸尿裤试试效果。

◆**更换尿布时，要用流动的温水冲洗屁股，之后用柔软的棉布或者纱布拍干屁股。**注意“拍”这个词，只有当过妈妈的人才能体会这个词精准的意思，是要用我们轻柔的动作倍加呵护宝宝的小屁股才行。另外，避免使用卫生湿巾擦拭宝宝的屁股，湿巾里的消毒剂会对皮肤产生新的刺激，同时湿巾擦拭也会在皮肤上残留水分，而患有尿布疹的皮肤需要保持干爽才能尽早恢复。必要时，可以使用吹风机的低温档吹干宝宝屁股，或者阳光好时，让宝宝不用尿布趴一会儿晒晒屁股。

◆**除了上述保持宝宝屁股干爽的护理手段外，避免粪便、尿液直接刺激皮肤的手段还包括在干爽的屁股上面涂抹皮肤保护剂。**这类保护剂可以是油脂类物质，包括家长们常说的橄榄油、茶油、麻油、鱼肝油等，利用的是油水分离的原理；也可以是涂抹护臀霜，包括含氧化锌、凡士林等有效成分的护臀霜，利用的是隔离的原理。给宝宝涂抹护臀霜时，不能只是薄薄地涂，需要像抹腻子一样厚厚地涂抹一层才能有效隔离刺激物。

◆**对于继发真菌感染的尿布疹，可以使用抗真菌的药膏，如派瑞松。**此药的主要有效成分益康唑是抗真菌的成分，用于对抗真菌的感染，此药还含少量的激素曲安奈德，有消炎的作用；对于继发细菌感染的尿布疹，可以使用治疗性药物莫匹罗星软膏（如百多邦）、红霉素眼药膏或者金霉素眼药膏等。买不到红霉素或金霉素的眼药膏时，用红霉素软膏也可以。使用治疗性药物的同时，仍然需要在涂了这些药之后涂抹厚厚的一层护臀霜来隔离粪便、尿液。

尿布疹的护理和用药

	你可能会犯的错误	你需要做到的事情
纸尿裤	使用湿乎乎的尿布	·2~3 小时更换一次纸尿裤 ·拉臭要及时更换 ·对同一品牌过敏则更换品牌
清洗	用卫生湿巾擦拭宝宝的屁股	·用流动的温水冲洗屁股 ·用柔软的棉布和纱布轻轻拍干宝宝的屁股 ·让患有尿布疹的皮肤保持干燥
皮肤保护剂	涂抹薄薄的一层护臀霜	·可涂抹油脂类物质，如橄榄油、茶油、麻油或鱼肝油 ·也可涂抹护臀霜，需要像抹腻子一样厚厚地涂抹一层
用药	忘记涂抹护臀霜	·继发真菌感染的尿布疹，使用派瑞松 ·继发细菌感染的尿布疹，使用莫匹罗星软膏（如百多邦）、红霉素眼膏或者金霉素眼膏等 ·抹药后仍需抹上一层厚厚的护臀霜

爽身粉不能代替护臀霜

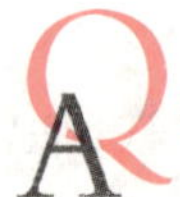

宝宝用的爽身粉能够代替护臀霜吗？

不能。市场上销售的爽身粉大多以滑石粉为主要成分。天然来源的滑石粉可能含有石棉，而石棉已经被国际癌症研究组织（IARC）归为“第一类致癌物质”。2016 年 2 月 22 日，美国密苏里州判决强生公司向一名女子的家人支付 7200 万美金赔偿金，这名女子已因患卵巢癌去世，而她的去世和持续使用强生生产的婴儿爽身粉有关，该产品就是以滑石粉为基本原料。

市面上还有以玉米淀粉为主要成分的新型婴儿爽身粉，相对滑石粉而言，以玉米淀粉为主要成分的婴儿爽身粉安全性更高。但是需要注意的是，当宝宝发生尿布疹超过三天，常常会伴发念珠菌感染，如果此时使用玉米淀粉，念珠菌则会以玉米淀粉为粮食更快地生长繁殖，导致尿布疹加重。另外，玉米淀粉类爽身粉遇到尿液容易结块，结块的爽身粉摩擦受损皮肤也容易加重尿布疹。

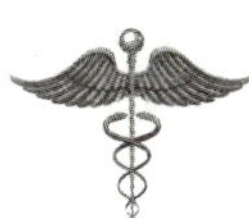

尿布疹可以痊愈

对于绝大多数宝宝的尿布疹，若家长能在家按照上述方法正确护理和治疗的话就可以痊愈。少数在家护理无法改善或者症状严重的宝宝，则需要去医院看专业的皮肤科医生，在专科医生的指导下进行综合治疗。

一图看懂 尿布疹用药

保持干爽

✓ 棉布或纱布：流动温水冲洗后轻轻拍干
✕ 卫生湿巾：消毒剂刺激、残留水分

油脂类保护剂

✓ 橄榄油、茶油、麻油、鱼肝油
✕ 尿便直接刺激皮肤

尿布选择

✓ 纸尿裤：如果过敏可更换品牌
✕ 布尿布：太湿，不易消毒

护臀霜

✓ 厚涂，像抹腻子一样
✕ 只薄薄地涂一层

继发细菌感染

✓ 莫匹罗星软膏
✓ 红霉素眼膏、金霉素眼膏

继发真菌感染

✓ 曲安奈德益康唑乳膏：同时含有消炎和抗真菌的成分

什么情况下，尿布疹该去看医生？

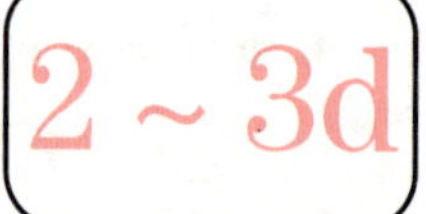

- 护理2～3天后尿布疹未好转或变严重

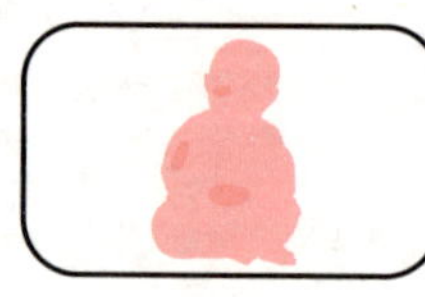

- 尿布疹延伸至腹部、背部、手臂或脸部

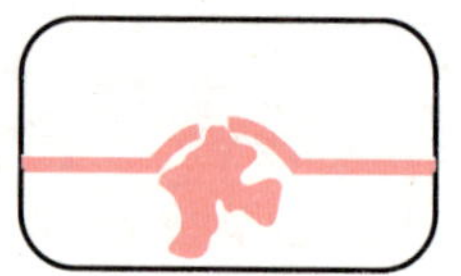

- 水疱、溃疡或创面开始化脓

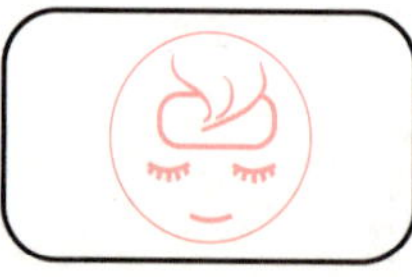

- 宝宝开始发烧

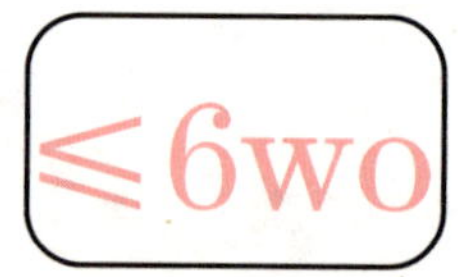

- 宝宝出生不足6周就出现尿布疹

注：d 表示“天”，wo 表示“周龄”。

04

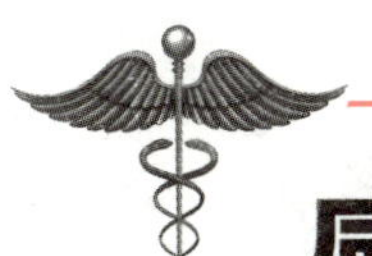

感冒不吃药，七天也可好

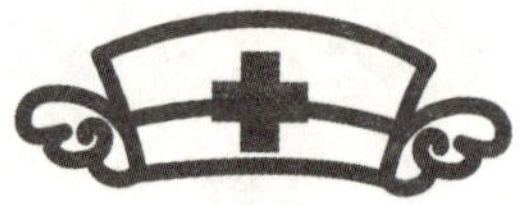
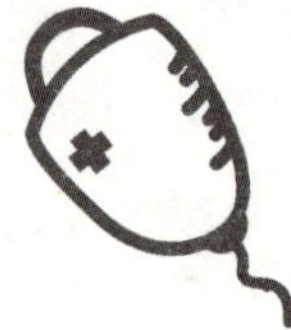

2011年早春的一天，北京下了好大的雪。我们带女儿嘉嘉去公园玩雪，因为出发匆忙，没顾上给她准备换穿衣物，结果嘉嘉穿了好一会儿的湿鞋子。尽管后来带她回家换鞋，可等到傍晚，嘉嘉还是开始觉得不舒服，晚饭也没怎么吃，嘉嘉爸爸摸了一下她的额头，说脑门很烫，我拿出家里的电子体温计，放在她的腋下一量，38℃。小姑娘发烧了。

嘉嘉姥姥着急地说："快吃点药吧，别把宝宝脑袋烧坏了。"我安慰她："宝宝应该是早上玩雪的时候穿湿鞋冻感冒了，发烧烧不坏脑袋，体温还不太高时，先给她物理降降温，体温超过38.5℃再考虑给她吃退烧药。"

于是，我帮嘉嘉洗了温水澡，之后喂她喝了些水，安顿她睡下。小姑娘睡得并不安稳，体温不久又升上来了。嘉嘉爸爸不断用手去感觉她的体温，当发现嘉嘉额头发烫而手脚发凉时，他不淡定了，提议说："带宝宝去医院看医生吧。"我用肯定的语气安慰他说："宝宝是因为玩雪着凉了，基本上就是病毒性感冒，发烧是她的免疫系统在和病毒作斗争。头热脚凉也是正常现象，因为头上血管丰富，致使局部温度高，而且宝宝心脏搏动力量较弱，发烧时需要更多的血去供应重要器官，到达手脚末端的血流就少了，所以

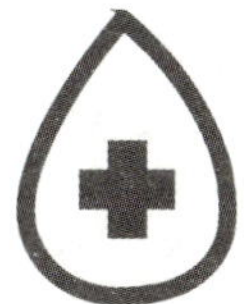
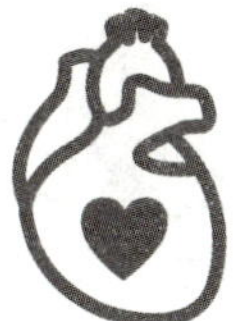
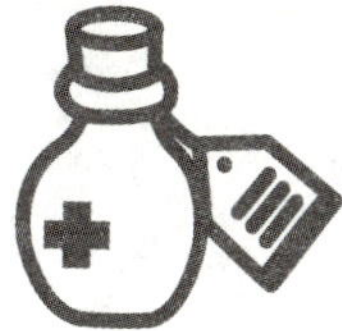

手脚会凉。再继续观察一下。这会儿即使去医院看急诊，医生也会建议先观察病情进展。”

安慰完嘉嘉爸爸，我把嘉嘉身上的被子往下拉了一点，帮助她身上散热，同时用被子盖上了她发凉的手和脚，为她的手脚保暖。接近半夜的时候，小姑娘烦躁地醒来，我再次量了她的体温，38.7℃。我马上把准备好的退烧药泰诺林（浓度为160毫克/5毫升的对乙酰氨基酚混悬液）按她的体重每千克15毫克算好剂量，并折算成毫升数喂给她吃，同时又喂了她一些水，之后用温热的毛巾帮她擦身上、腋下、脖子等发热的地方。很快，小姑娘又睡着了，一觉睡到了天亮。

第二天，她还是有些低烧，但精神状态还好，低烧并不影响她的吃饭、玩耍等日常活动，我就继续把她留在家里观察。夜里她的体温再次烧到了38.5℃以上，我就又给她喂了一次泰诺林。第三天，她继续白天低烧夜里高烧，并且开始咳嗽。

? 你知道吗

病毒性感冒导致宝宝发烧，头热脚凉是正常现象，多休息，多喝水，一般七天可自愈。

嘉嘉姥姥拿出自己平时吃的止咳药甘草片说：“万一咳出肺炎怎么办？来，给她吃半片甘草片。”尽管我也为嘉嘉的咳嗽担忧，但理智还是促使我及时地制止了嘉嘉姥姥：“妈，孩子不是大人的缩小版，她的肝、肾等重要器官还没长成熟呢，大人药减半给她是非常不科学的。另外，咳嗽是咳不出肺炎的，感冒发烧的时候伴随咳嗽也很常见，你看她咳的时候还有痰，要是吃了止咳药，痰咳不出来，倒是有可能感染到肺导致肺炎。目前嘉嘉只是偶尔咳嗽，还不影响她正常的活动，咱得先搞明白咳嗽是什么原因造成的，针对病因去治疗才是有效的治疗。”“那就带嘉嘉去看看医生吧。”嘉嘉姥姥听明白了我的意思。

? 你知道吗

宝宝咳嗽先弄清楚咳嗽原因，不要轻易吃止咳药。

于是我们在嘉嘉发烧第四天的时候带她去了医院。儿科医生认真听取了我对嘉嘉病程的描述，用听诊器听了她的心和肺，之后结合嘉嘉的精神状态和查体情况，给出了“急性上呼吸道感染（也就是感冒）”的诊断，嘱咐我们继续回家护理。这下嘉嘉姥姥、嘉嘉爸爸的心就都放下了，因为他们知道，有了诊断之后，针对诊断科学地用药和护理疾病就是我的专业范畴了。随后几天，在我们的护理下，嘉嘉很快恢复了健康。

我相信，上述在我家存在的宝宝感冒认识误区，在很多家庭中都存在。宝宝感冒，绝大多数家长的第一反应就是送宝宝去医院或者给宝宝乱吃消炎、止咳的感冒药，将宝宝康复的希望完全寄托在医生或者药物身上，而忽视了身体自身在宝宝康复过程中的重要作用。家长们应该清楚，如何治疗宝宝的疾病最终决定权在我们自己手上。是我们在宝宝表现出不舒服时做出是否需要去看医生的决定，也是我们在医生做出诊断、开药方提出治疗意见时，最终决定是否接受这样的治疗意见。准确地说，家长们对疾病的理解能力、决策能力和护理能力会对宝宝的康复产生非常重要的影响。我始终相信，家长多学习，宝宝就可以少遭罪。■

感冒用药的常见问题

快速分辨感冒类型

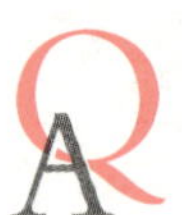

宝宝感冒是不是分很多种呢？现在冬天一换衣服就受凉了，然后流鼻涕，有时衣服穿多了出汗也会感冒，这是为什么呢？平时又应该注意哪些方面呢？

感冒分普通感冒和流行性感冒（简称“流感”）。引起普通感冒的病毒有很多种，其中以鼻病毒最常见（30% ~ 50%），其次为冠状病毒（10% ~ 15%）、呼吸道合胞病毒（5%）、副流感病毒（5%）、腺病毒（< 5%）和肠道病毒（< 5%）等；引起流感的病毒主要有两种类型——甲型和乙型。根据病毒表面蛋白种类的不同，甲、乙型流感病毒又进一步分类为不同的亚型，如 H1N1、H7N9 等。

孩子出汗时，毛细血管扩张，汗毛孔处于开放状态，以将体内的热量释放出来。若换衣服时受到冷风刺激（如穿堂风），汗毛孔没有及时关闭，仍然持续开放，向外散热，而毛细血管却遇冷收缩，血流减少，使得宝宝的体温调节与血液循环失衡，抵御病毒的能力就会下降，致使孩子感冒。

平时应注意根据天气变化及时为孩子增减衣物，避免穿太多出汗太多，同时避免出汗后吹风。

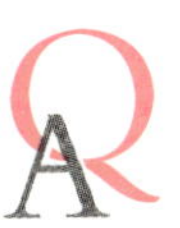

宝宝 15 个月，感冒不能时常吃药和打针。在日常家庭护理中，细菌性感冒和病毒性感冒有什么需要注意区别的吗？

即使是大一点儿的宝宝，感冒时我们也不主张时常吃药和打针，护理得好完全可以不药而愈。现代医学里没有“细菌性感冒”这样的诊断用语。感冒就是由病毒引起的急性上呼吸道感染，随着病程的进展，有少部分体质弱的患者可能会继发细菌感染，引起中耳炎、鼻窦炎、扁桃体咽炎、咽后壁脓肿、颈淋巴结炎、喉炎、气管炎、肺炎等。当有细菌感染的并发症出现时，患者已经不再是单纯的感冒了。如果医生诊断宝宝的感冒继发或者合并了细菌或者支原体等感染，要遵医嘱使用抗生素治疗，一旦使用抗生素，需要足剂量、足疗程地规范使用，不能随意增减药量，更不能随意停药。

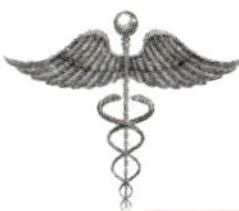

病毒性结膜炎

由感冒引起的病毒性结膜炎是自限性的，通常病程持续 1 ～ 2 周可以自愈。症状轻的话不用药物治疗，眼睛红、肿、痒症状严重的两岁以上伴有过敏性结膜炎的宝宝，可以选择使用含抗过敏成分和减充血成分的滴眼液如那素达缓解症状，但这类药不会缩短病程，只是缓解不舒服的症状。护理时要认识到病毒性结膜炎具有传染性，可以接触传染和由污染物传播。为避免交叉感染，宝宝要注意隔离，不能到公共场所去，以免传染他人。此时宝宝自身抵抗力也较低，容易合并感染其他疾病，故宝宝应注意休息，清淡饮食。宝宝在接触自己的眼睛或鼻腔分泌物后要彻底洗手。

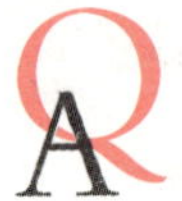

宝宝 23 个月，怎么分辨是热感冒还是流行性感冒，还是冻感冒啊？每一种感冒需要怎样护理呢？

风寒感冒和风热感冒的说法是中医对感冒的区分，西医没有这样的说法。西医将感冒分为两种：普通感冒和流行性感冒。普通感冒以流鼻涕、鼻塞这类的卡他（黏膜炎）症状为主；流行性感冒是浑身酸痛的症状和发高烧的症状比较严重。因为引起流行性感冒的病毒毒力一般比较强，所以产生的并发症通常也比较严重，如病毒性心肌炎等严重并发症。尽管两种感冒的诊断和表现的症状不尽相同，但护理方法是大同小异的。

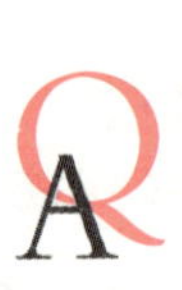

最近我们这边发生肠胃性感冒（胃肠不舒服）的宝宝特别多，比如我朋友的宝宝才 3 个月，没有添加辅食，也得了肠胃性感冒。我家宝宝 1 月 27 日也发烧了，后来去儿童医院确诊为肠胃性感冒。没多久，我姐姐家的宝宝也得了肠胃性感冒。想咨询一下，是不是过年期间串门走亲戚，大人身上带的细菌传到宝宝身上了呢？

严格意义上讲，医学定义里没有“肠胃性感冒”这种诊断，只有“感冒”和“病毒性胃肠炎”这两种诊断。感冒指的是病毒侵犯上呼吸道引起打喷嚏、流鼻涕、发烧等症状；病毒性胃肠炎指的是病毒侵犯胃肠道黏膜引起呕吐、腹痛、腹泻等症状。病毒性胃肠炎患者除了出现腹痛、呕吐、腹泻症状外，也会有发烧、肌肉酸痛等症状，而且若是腺病毒或轮状病毒，也可能会同时侵犯呼吸道，引起患者轻微流鼻水或喉咙痛。无论是病毒性感冒还是病毒性胃肠炎，都是可以通过接触或者呼吸传播的传染病，容易在人口密集的人群中传播，因此应尽可能让宝宝远离密集的人群，与生病的亲戚进行隔离，勤洗手，勤换洗衣物。

水是最好的降温药

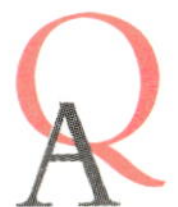

我的宝宝发烧了，体温不到 38.5℃，我想给他物理降温，具体应该怎么做呢?

对绝大多数 3 个月以上的宝宝而言，发烧本身并不危险，也不会烧坏脑袋。只要宝宝腋下温度在 38.5℃以下，表现出来的精神状态良好，玩耍等活动不受影响，就没有必要使用药物退烧，可以先为宝宝物理降温试试。

物理降温的方法有两种。一种是洗温水澡，通过洗澡的方式达到全身散热的目的。给宝宝洗澡时，建议使用的水温是 35~37℃。还要注意调整好浴室和其他房间的温度，不要使二者相差太多。如果其他房间的温度低于浴室温度很多，给宝宝洗完澡后，要给他擦干再抱出浴室。另一种方法是用温湿的毛巾给宝宝擦身体，毛巾的温度最好控制在 37℃左右。用温湿毛巾擦拭宝宝的额头、颈部、腋下和四肢等。毛巾擦身体降温的原理是让宝宝的皮肤血管扩张，让他体内产生的热量及时散发出去，而且用温湿毛巾擦拭身体时，沾在身上的水分蒸发，也会带走一部分热量。

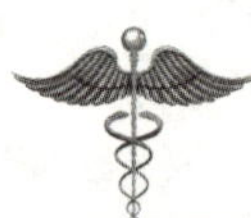

发烧是人体的自我保护机制

发烧是人体的自我保护机制之一，是人体在调动免疫系统来对抗感染的过程中表现出来的一种症状。体温的高低与疾病的严重程度不成正比，个人的体质不同，体温调节的敏感度也会不同。有的人轻微感冒就能烧很高，有的人即使身上有严重感染也不见得有很高的体温。绝大多数情况下，发烧是由于感冒、耳部感染或者支气管感染等引起的，这里说的“感染”可能是病毒感染，也可能是细菌等其他病原体感染。

通常情况下，腋下温度超过 37.2℃，耳温超过 37.8℃，口腔温度超过 37.5℃，肛门温度超过 38℃定义为发烧。腋温 37.3~38℃为低热，38~39℃属于中度发热，39~40℃属于高热，40℃以上为超高热。一般情况下，发烧可以有效抑制病原菌的生长繁殖，降低病原菌对人体的破坏，但是持续高热可能会引起机体的代谢障碍，损害身体器官。

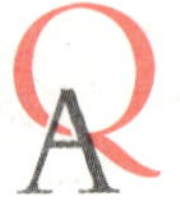

宝宝发烧了，听说需要多喝水，可以帮助降温，但是宝宝不爱喝水，有什么好办法给宝宝喂水吗？

宝宝发烧的时候要记得多给宝宝喂水，水分排泄的过程可以加速宝宝体内热量的排出。但是一定要少量多次地喂，不要一次喂太多，否则会增加肾脏的负担。对非常小的宝宝，家长可以使用药用滴管，像喂药一样去喂水，把滴管插到宝宝嘴里，往里面挤水，少量多次地喂，虽然家长辛苦点，但能保证把水及时喂给宝宝喝。鼓励大一点的宝宝多喝水，可以和他们一边玩游戏一边喝水，可以跟他玩干杯的游戏，或者跟他玩谁喝得多谁赢的游戏。宝宝在趣味游戏中是很容易接受建议的。我们要做智慧的家长，想一些办法来帮助宝宝不那么抗拒地把水喝下去，把体温降下来。

有痰咳嗽，用药选化痰不选止咳

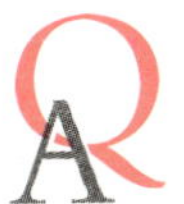

宝宝感冒后咳嗽比较厉害，已经影响到了日常生活，该怎么办呢？

◆**拍背助痰咳出。**对于有痰的咳嗽，家长可以用空掌多给宝宝拍背，有助于排痰，一般拍痰，选择双侧肩胛骨区域就可以了。可以让孩子趴着或侧躺着。要用空心掌叩击，记住手腕要放松。拍痰具体位置请参见图示①②③，手法请参见图示④。

夜间睡觉时因鼻涕流到咽喉后部，会引发咳嗽加重，可尝试将头部方向的床垫抬高 30°。

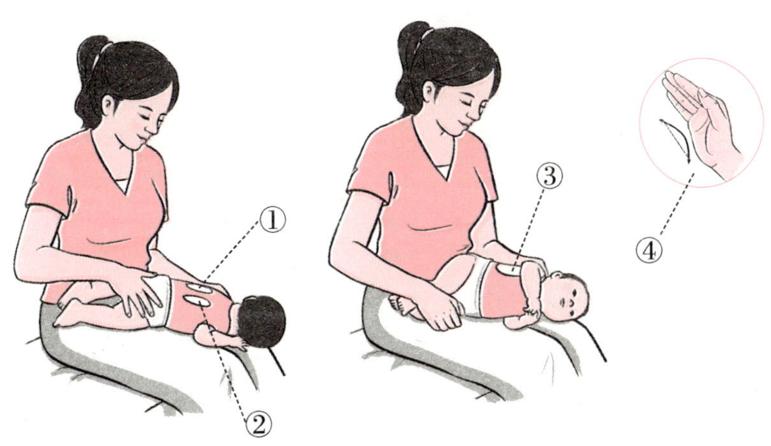

◆**睡前一勺蜂蜜。**有研究表明，睡前一勺蜂蜜可有效减轻咳嗽症状且有助睡眠，但蜂蜜可能诱发过敏，1 周岁以内的宝宝慎用。

◆**提升空气质量。**咳嗽跟呼吸的空气有很大关系。如果空气太脏，或者是太干燥，宝宝就咳得厉害。所以，在家里护理宝宝时，若天气好，应多开门窗通气，使屋里的空气保持清新；若天气不好，可以使用空气净化器来改善室内的空气；若空气干燥，要用加湿器增加室内湿度，使室内湿度保持在 50% 左右，湿度太大也不行，容易使房间滋生霉菌。也可以选择让宝宝吸入水蒸气的方式缓解咳嗽。睡前在浴室内放会儿热水，待水蒸气充满浴室，把宝宝抱进去尽可能多待一些时间，让呼吸道通过多吸入一些水蒸气获得充分的滋润，这个方法也有助于缓解鼻塞和咳嗽。还可以用妈妈们蒸脸的蒸汽机让宝宝的呼吸道滋润，但蒸汽机里不能使用自来水或矿泉水，要使用蒸馏水。

◆**如果是痰多引起的咳嗽，可以对症选用单一成分化痰的药。**小一点的宝宝可以用氨溴索糖浆，或者是乙酰半胱氨酸颗粒等。咳嗽厉害影响睡眠时，可以在医生指导下进行雾化治疗，雾化的药物可以只是单纯的生理盐水，用它来保持呼吸道湿润，减少刺激引发的咳嗽，或者根据症状在雾化机里添加化痰的药物成分氨溴索溶液，或者扩张支气管的药物成分沙丁胺醇溶液，必要时也可能用到消炎的激素成分如普米克令舒。需要强调的是，雾化治疗的这几种药物都是处方药，需要在医生指导下使用。

宝宝咳嗽的护理和治疗

措施	具体实施方法	原因或注意事项
拍背	家长用空掌拍打宝宝背部	助痰咳出
抬高床垫	夜间睡觉将宝宝头部床垫抬高 30°	防止夜间睡觉时因鼻涕流到咽喉后部引发咳嗽加重
喂食蜂蜜	睡前喂食一勺蜂蜜	蜂蜜可能诱发过敏，1 周岁以内的宝宝慎用
提升空气质量	多开窗通气或使用空气净化器、加湿器、蒸汽机等	有助于缓解鼻塞和咳嗽
服药	小宝宝可以用氨溴索糖浆或者是乙酰半胱氨酸颗粒等	需对症选用单一成分的化痰药
雾化治疗	雾化机里可以只是单纯的生理盐水，也可根据症状添加化痰的药物成分氨溴索溶液，或者扩张支气管的药物成分沙丁胺醇溶液，也可能用到消炎的激素成分如普米克令舒	处方药，需要在医生指导下使用

特别提醒：如果宝宝感冒后咳嗽时间过长，咳嗽加深、加重，或者发展为成串剧烈咳嗽，呼吸明显增快，以致呼吸困难，有“喘憋”现象，以至于脸被憋得通红或者口鼻周青紫等，应及时带他去医院看医生，由医生根据他的病情来诊断是否继发了细菌感染并发症，以及是否需要使用抗生素。

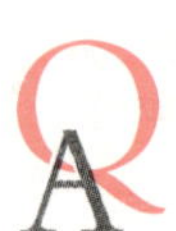

13 个月宝宝咳嗽有痰，好像咳出来在嘴巴里了，但是她不会吐又吞回去了，吞下去的痰是不是又回到原来的地方了？这样反复是不是会导致咳嗽时间加长啊？

这么小的宝宝有痰吐不出来是正常的，吞下去的痰进了肚子。痰产生的地方是呼吸道，吞下去的地方是消化道，不是一个地方，不会导致咳嗽时间加长。

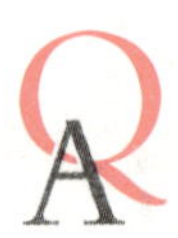

宝宝 11 个月了，最近经常咳嗽，嗓子总是呼哧呼哧的，反复感冒，请问医生应该如何处理，平时又该注意哪些地方呢？

如果看医生确诊宝宝的反复咳嗽是反复感冒造成的，可以通过多喝水、多休息、调节居室内温湿度等手段护理宝宝。应对宝宝反复感冒，一分预防胜过十分治疗。感冒是会传染的疾病，可以通过咳嗽或打喷嚏的飞沫传播，也可以通过直接接触感冒患者或者他们接触过的物品感染上，所以在感冒流行季节，家长要少带宝宝去公共场所，以避免交叉感染。同时，家长要给宝宝勤洗手，1 岁以内的宝宝喜欢吃手，常常是因为处于口欲期，通过吃手认知世界以及满足自我安慰，对此家长不需要刻意纠正，但要注意把宝宝的手洗干净，以避免感冒病毒通过宝宝吃手感染上。另外，家长们也要注意个人卫生，从外面下班回到家里，要先换掉外面的衣服，漱漱口，清洁一下鼻腔，洗干净手，然后再抱宝宝。

肺炎是否使用抗生素需医生评估

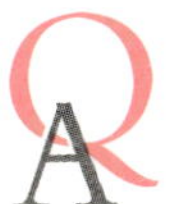

感冒引起的咳嗽是不是很容易转肺炎？孩子出现什么样的症状时家长需要怀疑是不是肺炎？

宝宝咳嗽，家长们最大的担心就是怕转成肺炎，这是对咳嗽的认识误区。我们常说，咳嗽不是一种疾病，而是一种症状，在这个症状背后，有一系列引起咳嗽的病因，比如感冒、哮喘、肺炎，等等。肺炎只是引起咳嗽的其中一个病因。感冒引起的咳嗽是身体对感冒病毒入侵的一种防御手段，它能帮助清除呼吸道的分泌物，反倒会避免进展为肺炎等更严重的疾病，所以国外有这样的一句话用来形容咳嗽的积极意义，即“咳嗽是肺的看门狗”。如果感冒三天后发烧、咳嗽症状无缓解或者加重，有可能继发肺部感染。肺炎的典型症状包括持续高烧不退（39℃以上），伴出汗和冷战；持续咳嗽，咳嗽加深、加重，或者发展为成串剧烈咳嗽；呼吸明显增快，以致呼吸困难；有“喘憋”，以至于脸被憋得通红或者口鼻周青紫等。出现上述症状应立刻就医，由医生评价孩子的病情来决定是否使用抗生素。

海水喷雾剂可缓解流涕症状

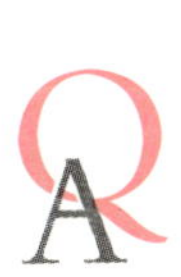

带着宝宝去逛街，商场人满为患。回家第二天，宝宝先是流稀鼻涕，后来就是黏鼻涕，吃药好几天也不好，鼻子周围都破了，鼻子也不让擦，一擦就哭。请问这种情况应该怎么办？

冬季是流感高发的季节，在通风不好、人口密度大的商场等地，病毒浓度高，很容易通过呼吸或者接触而传染上感冒。通常感冒症状消失需要一到两周的时间，如果宝宝只是流鼻涕，精神状态好的话，不用吃药，调节居室的湿度在 50% 左右，多喝水多休息，或者通过使用生理性海水鼻腔喷雾器来清洗鼻腔缓解症状，不要硬擦。鼻子部位擦破皮的地方可以涂红霉素外用药膏预防和治疗细菌感染。

4 岁以下儿童，不推荐使用感冒药

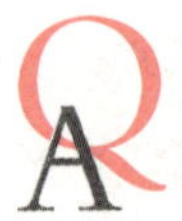

宝宝 4 岁，在感冒初期是一发现症状就用药控制还是让其自身作抵抗？说到用药，哪些药品比较安全呢？

在国外，如果带生病的宝宝去看感冒，儿科医生多半不会给开任何感冒药。医生会非常同情地安慰家长：“现在是感冒流行的季节，都怪天气太冷！”英文中“感冒”和“寒冷”是同一个词，所以听上去合情又合理。市面上的感冒药（如小儿氨酚黄那敏等），基本上都是治标不治本的药，即只能控制感冒表现出来的发烧、咳嗽、流鼻涕等症状，不会缩短感冒病程，因此用药控制症状并不能让感冒好得快，精心护理，耐心等待宝宝自身抵抗力战胜疾病比较好。

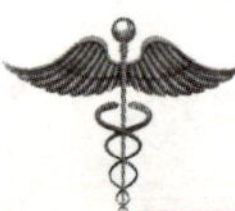

科学服用儿童感冒药

美国曾经有多起宝宝由于过量服用感冒药死亡的报道，因此 2007 年 FDA 下令撤回市场上所有用于 2 岁以下宝宝的感冒药，也就是说禁止2岁以下宝宝服用感冒药。同时修改了用于其他年龄段儿童的感冒药说明书，在药品说明书上明确规定不推荐给4岁以下的儿童使用感冒药。现在，美国药店里出售的儿童感冒药说明书上都标注了限制使用的年龄段：2岁以下禁用，4岁以下不推荐使用，4～6岁之间的儿童可以在医生指导下使用，只有6岁以上的儿童才可以根据病情的需求在父母的帮助下自主使用。FDA之所以禁售4岁以下儿童感冒药，主要是出于以下几点考虑：

◆**未经过临床验证，无法保证用药的安全。**由于伦理学以及其他条件的限制，不能够对儿童尤其是婴儿进行药物临床试验，所以制药商往往根据成人剂量，综合儿童体重与年龄因素后得出儿童剂量，但这些数字是推断结果，而非临床试验结果。并且，宝宝并不是缩小版的成人，他们的肝脏、肾脏等各种器官还没有发育成熟，对药物的代谢排泄能力弱，所以很多药物在使用过程中发现风险很大，无法保证用药的安全性。

◆**儿童感冒药多为复方制剂，容易让孩子摄入过多的药物。**复方的意思是一种药物含有多种有效成分，观察一下我们给孩子吃过的感冒药就不难发现，一种感冒药可以缓解很多感冒症状，比如鼻塞、流涕、咳嗽等。如果孩子仅仅有流鼻涕的症状，那么这种药物里所含有的缓解鼻塞、咳嗽的成分对孩子来说就是附加的药物，完全无用，反而会给孩子小小的身体带来毒副作用。更有甚者，很多药品的商品名虽然不同，但其有效成分几乎是一样的（比如泰诺和惠菲宁，虽然是两种商品名不同的感冒药，但其所含的有效成分差不多），经常有父母不知这其中的风险，同时给孩子吃两种药，造成宝宝因药物过量而中毒。

◆**感冒药只是帮助缓解症状，并不会缩短病程。**为什么很多人会热衷于吃感冒药，而且觉得感冒药是有用的呢？这是因为感冒药里所含有的成分的确能缓解感冒引起的咳嗽、流鼻涕等症状，让孩子感觉更舒服一些。但感冒药却是“治标不治本”，不能根除感冒，感冒的痊愈只能依靠自身免疫力将体内的病毒打败，而感冒药对此毫无作用。也就是说不论吃不吃药，由病毒引起的普通感冒都需要 5 ~ 7 天的病程才能痊愈。

但由于中国还没有对感冒药进行年龄上的限制，因此中国仍然在各个年龄段广泛使用这类儿童感冒药，家长们需要自己格外注意。这里需要特别指出的一点是：退烧药不属于这里说的感冒药，因此市面上用于退烧的儿童药是可以放心使用的。

感冒药和退烧药不可叠加使用

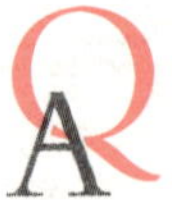

家里有很多感冒药，像泰诺林、美林、泰诺、艾畅、惠菲宁等，这些感冒药都是可以用来退烧的吗？可以一起用吗？

泰诺林、美林是退烧药，泰诺、艾畅、惠菲宁才是感冒药，市面上还有宝宝用的氨酚烷胺颗粒、氨酚黄那敏颗粒、氨酚麻美糖浆、酚麻美敏混悬液等复方感冒药。这些感冒药中往往含有对乙酰氨基酚。在服用上述复方感冒药时，不要同时服用单一成分的对乙酰氨基酚，否则会因重复用药导致对乙酰氨基酚过量造成肝损伤，服药前要仔细核对药物成分，避免含相同有效成分的药品叠加服用。

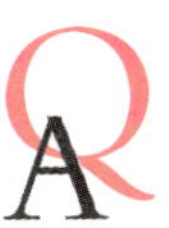

宝宝发烧了，体温 38.5℃，我需要给宝宝吃退烧药吗？请问在什么情况下该给宝宝用退烧药呢？用哪种退烧药比较好呢？

如果物理降温没有效果，对于腋下温度超过 38.5℃的宝宝，还是要使用退烧药的。使用退烧药的目的主要是缓解发烧给宝宝带来的不适，以便宝宝能正常饮食和睡觉，以便补充足够的能量和保持一定体力对抗疾病。

世界卫生组织在全球范围内推荐宝宝发烧时适用的最有效、副作用最小的退烧药是对乙酰氨基酚和布洛芬，下表介绍了如何给宝宝用这两种药来退烧。

药品	适用人群	服药剂量	服药时间	常见药品名称	注意事项
对乙酰氨基酚	3 个月以上的宝宝	每次每千克体重 10 ~ 15 毫克	每 4 小时 1 次，1 天最多 5 次	泰诺林	蚕豆病患儿避免使用
布洛芬	6 个月以上的宝宝	每次每千克体重 5 ~ 10 毫克	每 6 小时 1 次，1 天最多 4 次	美林	脱水症、肾脏功能不好的患儿不适用，哮喘宝宝慎用

举例来说，如果宝宝体重 10 千克，则每次能给的最大剂量是 10×15=150 毫克。如果你手里的对乙酰氨基酚的浓度是每毫升含 100 毫克的滴剂，那 150 毫克药量折算成喂药的剂量便是 1.5 毫升，也就是说，

一个 10 千克重的宝宝每次最大服用剂量是 1.5 毫升。

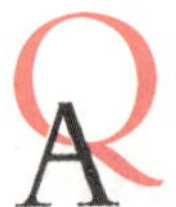

我的宝宝夜里发高烧 38.8℃，不过睡得还好，不想把宝宝叫醒吃退烧药，有其他退烧的办法吗？

出现给宝宝喂药时，宝宝会呕吐，或者宝宝夜里发高烧，不想把宝宝叫醒这些情况，建议用肛门栓剂。栓剂的吸收不经过肝脏，也不刺激胃肠道，比口服的方式起效要快，但吸收率不如口服的高。因此，用栓剂时，每千克体重每次的剂量可以用到 20 毫克甚至更大。

肛门栓剂的用法如下：

1. 用栓剂之前如有需要的话先排便，用栓剂前需要洗手。

2. 有时栓剂会变得松软而不宜使用，应用前宜将其置入冷水或冰箱中几分钟，待其基质变硬后再用。

3. 去掉栓剂的包装。

4. 如有需要，在栓剂的顶端蘸少许润滑油以辅助塞入，如没有润滑油可用少许自来水润湿。

5. 塞入时，患者取侧卧位，小腿伸直，大腿向前屈曲，贴着腹部；宝宝可爬伏在大人的腿上。

6. 放松肛门，把栓的尖端向肛门插入，并用手指缓缓有力推进，深度 2 ~ 4 厘米，合拢双腿并夹紧臀部保持侧卧姿势 5 分钟，以防药栓被压出。

7. 尽力憋住大便，用药后至少 1 小时之内不解大便。除非栓剂是用于缓解便秘的。

8. 用完栓剂再次洗手。

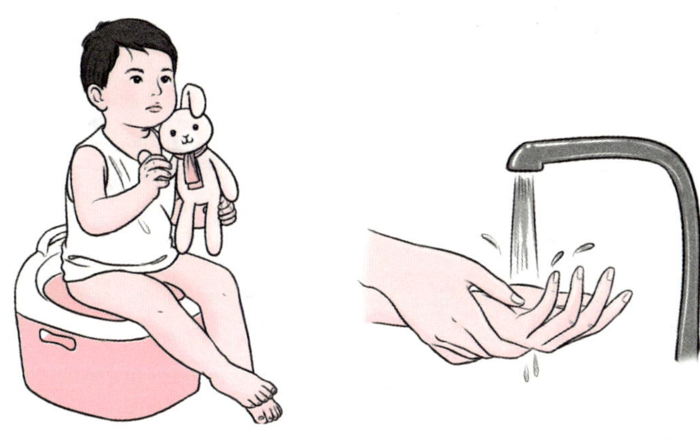

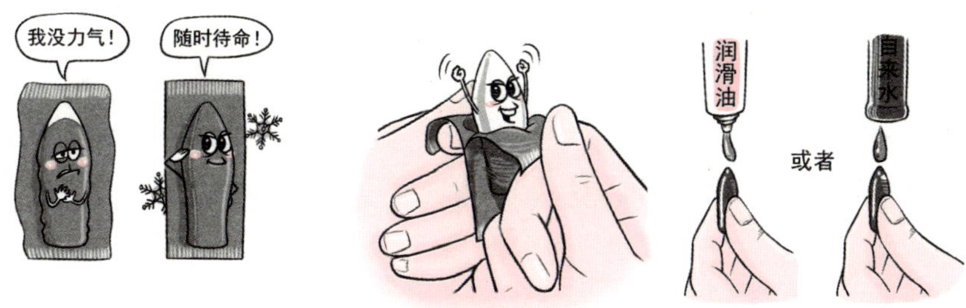
我没力气！
随时待命！
润滑油
自来水
或者

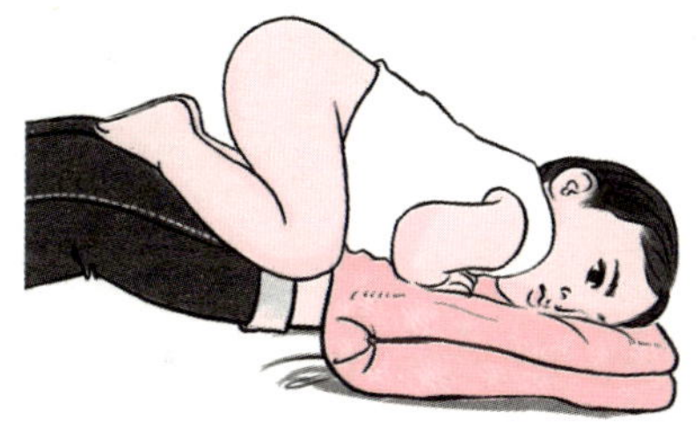

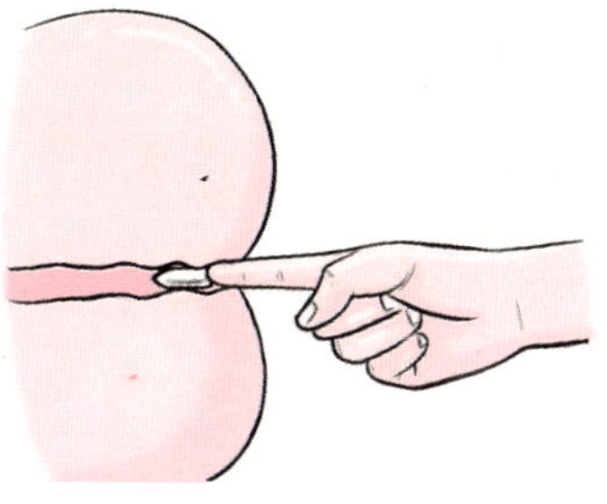

感冒不一定要吃消炎药

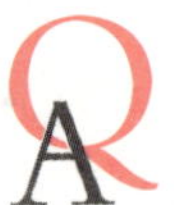

有同事说，宝宝感冒一定有炎症，吃感冒药的同时要给宝宝吃消炎药，这种说法对吗？

不对。通常人们误以为抗生素就是消炎药，事实上抗生素是抗菌类药物，只对由细菌感染引起的炎症有作用，对病毒引起的炎症无效。而感冒 90% 以上是由病毒感染引起的，一般会自愈。只有感冒合并或者继发细菌感染时，才需要吃抗生素，即老百姓俗称的消炎药。由于宝宝脏腑娇嫩，病情变化快，所以宝宝感冒时家长不能轻视，要细心观察病情变化，一旦症状加重或出现其他并发症，须及时去看医生明确诊断。

治疗感冒不要迷信输液

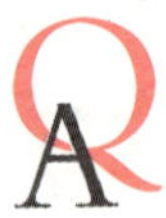

人们常说输液治疗感冒好得快，对吗？

不对。宝宝感冒要遵循能不用药就不用药，能少用药就不多用，能口服就不肌注，能肌注就不输液的用药原则。因此提醒广大家长不要迷信输液，输液不仅会增加宝宝的痛苦，而且还有发生严重过敏以及输液反应的风险，此外，输液室患儿数量较多，患儿间容易发生交叉感染。普通感冒发烧不应该滥用输液，输液不过是暂时控制了发烧的症状，并不能把普通感冒病毒从身体里清除出去。

中药也是药，是药三分毒

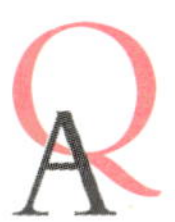

听说中药没有不良反应，我给宝宝喂中药可以吗？

许多家长有这样的认识误区，认为中药效果好，而且没有不良反应，可以放心服用。因此在孩子感冒后，有的家长便按照上一次感冒的药方，自行去中药房照方抓药，或者选择在家中常备一些治疗感冒的小中药来服用。事实上，中药也是药，是药三分毒，任何一种药都有不良反应。

吃母乳过药不可行

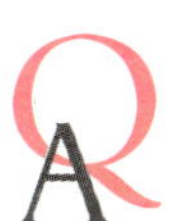

刚满 4 个月的婴儿，这几天一直流清水鼻涕，我作为妈妈，准备服用板蓝根冲剂，想通过母乳传输给婴儿，此方法可行吗？

不推荐母亲吃药通过乳汁分泌来治疗宝宝的疾病。首先母亲没病吃药会伤害到自身；其次绝大部分药物乳汁分泌量有限，达不到治疗宝宝疾病的目的。宝宝流清水鼻涕，只需对症护理好宝宝的鼻子，及时清理鼻涕，使用生理性盐水滴鼻维持鼻孔的正常环境即可。

反复感冒推荐接种流感疫苗和肺炎疫苗

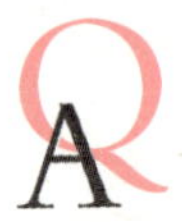

如何让宝宝在日常生活中增强抵抗力？

《中国儿童普通感冒规范诊治专家共识》（2013 年）中提供的数据显示，宝宝平均每年感冒 5 ～ 7 次，因此 7 岁以下的宝宝每年感冒 5 ～ 7 次很常见。尤其在冬天，孩子们户外活动时间少，室内的病毒浓度又高，不要轻易给孩子扣上免疫力差的帽子，孩子的免疫力就是在不断地和疾病作斗争的过程中建立起来的。

每年感冒超过 7 次在医学上定义为反复呼吸道感染。对于容易反复呼吸道感染的孩子，平时尽量避免接触患病的人群。家中若有人感冒，应主动和宝宝隔离，或者戴上口罩洗净双手后再与宝宝接触。宝宝的居室应该是一个无烟的环境，家庭成员应该尽可能戒烟，戒不掉的要远离宝宝居室吸烟。同时，推荐反复感冒的宝宝接种肺炎疫苗和流感疫苗以减少生病的次数。感冒后胃口不好很常见，家长注意给孩子的饮食多变换些花样，多吃些易吸收、不油腻的食物，避开不易消化的饮食，一次不用吃太多，更不要在孩子不想再吃的时候强迫喂食，可以少食多餐的形式调理胃口，以保证宝宝营养摄取均衡。不推荐给宝宝注射丙种球蛋白等所谓免疫增强剂来提高免疫力，它们不仅没有长期疗效，还可能带来过敏等严重不良反应。

感冒用药 一图看懂

病毒性结膜炎通常不用药，伴有过敏性结膜炎

可用那素达滴眼液（＞2岁）缓解红血丝、眼痒症状

每年感冒超过7次

推荐接种肺炎疫苗和流感疫苗；不推荐注射丙种球蛋白等所谓“免疫增强剂”

流涕

生理性海水喷雾剂；红霉素外用药膏（鼻子擦破皮时）

咳嗽

拍背排痰；
睡前一勺蜂蜜（＞1岁）；
室内湿度保持在50%左右；
抬高床头至30°

痰多

氨溴索糖浆、乙酰半胱氨酸颗粒等

咳嗽厉害影响睡眠

生理盐水雾化吸入；
在医生指导下根据病情加入氨溴索、沙丁胺醇、普米克令舒等药

发烧不到38.5℃

洗温水澡；
温湿毛巾擦身体；
多喝水

发烧38.5℃以上

＞3个月：首选对乙酰氨基酚（泰诺林）
＞6个月：可选布洛芬（美林）

呕吐喂不进药 高烧且睡不好

可用退烧栓剂
避免叫醒宝宝

在美国，儿童感冒药有严格的年龄段限制

< 2岁	< 4岁	4～6岁	> 6岁
禁用	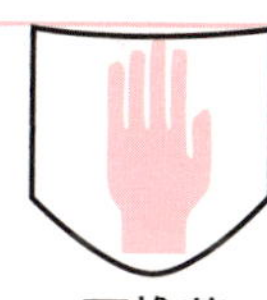 不推荐	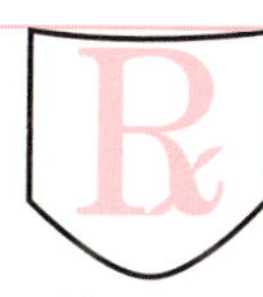 遵医嘱使用	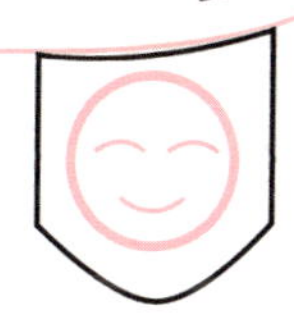 自行购买使用

注：① 退烧药不属于本节提及的感冒药。
② 本节提及的感冒药皆含有退烧、止咳、缓解流涕等多种成分，如艾畅、惠菲宁等。

冀药师提醒：

使用退烧药只是缓解发烧的症状。当宝宝属于或出现以下症状时，家长需要带孩子及时就医

1. 宝宝 6 月龄以下，有任何生病的迹象，都应该去医院，尤其是当宝宝发烧超过 38℃（腋下温度）或咳嗽的时候；

2. 宝宝感冒后出现脸色不好、发蔫，或是呕吐、腹泻次数比较多的情况；

3. 宝宝在家护理后病情不见好转，反而出现剧烈的咳嗽、呼吸加快、呼吸困难、呼吸不均匀；

4.3 个月到 3 岁之间的宝宝，肛温在 38℃或以上，持续发烧三天以上或者宝宝表现出黏人、不喝水等状态；

5. 任何年龄的宝宝，口温、肛温或耳温在 40℃或以上，或者腋下温度达到 39.4℃或以上时；

6. 任何年龄的宝宝首次出现热性惊厥发作时；

7. 任何年龄的宝宝发烧超过 5 天时，哪怕每天发烧只持续几个小时。

05

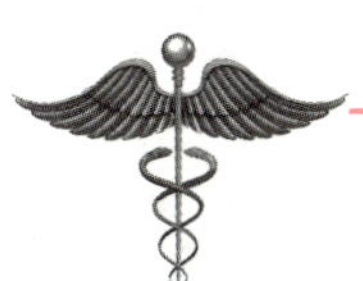

幼儿急疹，家庭护理最关键

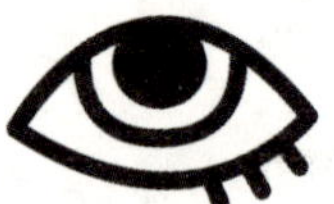

芽芽是个爱吃爱动爱睡觉的宝宝，现在 11 个月了，没生过什么病，偶尔有点流鼻涕、咳嗽几声，芽芽妈妈给他多喝点水，也就过去了。

那天早晨，芽芽出去玩，着了点风，又有些流鼻涕。芽芽妈没当啥大事，仍旧是老办法，给他多喝水。傍晚的时候，芽芽已经不流鼻涕了。芽芽妈很得意，孩子的小毛病又让自己给“搞定”了。

没承想，半夜的时候，芽芽妈听到芽芽在哼哼，伸手一摸，孩子身上热热的。芽芽妈心头一紧，心想：不会是发烧了吧？第二天芽芽醒来，给他一试体温，38.2℃，果然发烧了。

芽芽虽然是个省心的孩子，但芽芽妈是个有心人，育儿护理的书买了不少，没事就看，补充理论知识。这会儿，一肚子的育儿知识终于有了用武之地，芽芽妈丝毫没有慌乱，马上给孩子脱衣服散热，洗澡降温。

但是，芽芽的体温却丝毫没有下降的趋势，下午的时候，已经升到了 38.7℃。超过了书中提到的 38.5℃的分界线，芽芽妈指挥芽芽爸去买退热药。芽芽爸有些坐不住了，问芽芽妈，是不是要上医院啊。芽芽妈却显得很有信心，说自己“熟读”育儿书籍，这种情况处理得了。

虽然在老公面前拍了胸脯，芽芽妈的内心却没有表现得那样淡

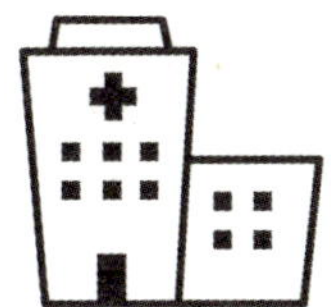

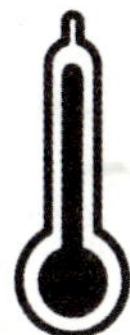

定，她还是拿起育儿书复习起来。这时，也有一些得知芽芽病情的同事朋友提醒芽芽妈，芽芽可能是要“出疹子”了。芽芽妈重点复习了书中关于“幼儿急疹”的介绍，也觉得芽芽很可能就是这个病。

但书里都说了，对于幼儿急疹，很多时候医生都是事后诸葛亮，不见疹子没法确诊，何况是芽芽妈一个普通家长。她只能心情忐忑地观察着芽芽的病情变化。

芽芽对退热药的反应很好，很快退热，睡着了，但芽芽妈的心情丝毫没有放松，根据书中的介绍，她做好了第二天芽芽的体温再次上升的准备。果然不出所料，一觉醒来，芽芽的体温飙升到了39℃。芽芽爸主张马上去医院，芽芽妈内心挣扎了一下，对芽芽爸说，幼儿急疹上医院也没用，还是在家观察吧。

芽芽妈守着孩子，想尽办法让他多喝水，采用一切手段给孩子物理降温，同时密切监控体温，及时给孩子吃退热药。时间一分一秒地过去，芽芽又反反复复烧了一天。

? 你知道吗

面对幼儿急疹，医生大部分时候只能做“事后诸葛亮”，不见疹子无法确诊。

第四天早晨，芽芽的脑门是凉的，体温没有再次上升。芽芽妈在松了一口气的同时，发现孩子的脖子上出现了星星点点的疹子。虽然心中已经80%确定这就是幼儿急疹，但症状不像书中描述的那样典型，芽芽妈还是有些不放心，又去复习了一下幼儿急疹与风疹、麻疹等病的区别。

半天过去，芽芽全身都出现了不疼不痒的疹子，这是典型的幼儿急疹。又过去两天，疹子都消失得无影无踪了，芽芽又恢复了光滑细嫩的皮肤，芽芽妈长舒一口气，彻底放心了。芽芽妈紧紧搂着芽芽，她觉得自己和宝宝一起打了一个大胜仗。

宝宝的免疫系统战胜了病毒，而且受此洗礼，将来他的免疫力会有很大提高。而妈妈自己战胜了孩子生病带来的心理上的恐慌，有条不紊地化解了危机，经此一役，成为了一个更淡定、内心更强大的妈妈。■

幼儿急疹用药的常见问题

热退疹出是幼儿急疹最大特征

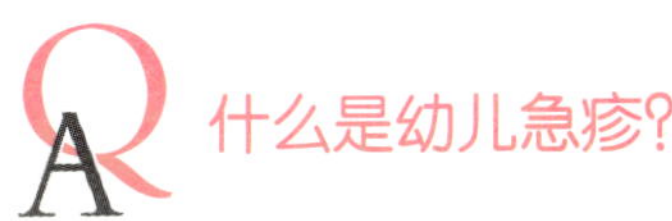

什么是幼儿急疹?

幼儿急疹又叫婴儿玫瑰疹，是一种病毒感染，主要是人类疱疹病毒第 6 型的感染。绝大多数的宝宝，在 1 岁之前第一次发烧就是因为这种病。据统计，此病的高发年龄段是 7 月龄至 13 月龄之间，90% 的病例会发生在 2 岁之前。极少数的情况下，也可以发生在小到 3 月龄、大到 3 岁的宝宝身上。这是一种常见的可自愈的良性感染性疾病，发病时会高烧，温度可以高到 40℃，但发烧对宝宝的精神状态、饮食以及日常活动影响不大。有些宝宝也会有轻微咳嗽或者拉肚子的症状，有些宝宝能看到耳后或者淋巴结肿大。高烧通常会持续 3 ~ 5 天，有些宝宝可能会因为高烧而发生热性惊厥（参见热性惊厥章节），四肢突然抽搐，看上去很吓人，但家长们不必惊慌，因为绝大多数热性惊厥也是良性的，不会对宝宝造成伤害。幼儿急疹最大的特征是热退疹出，当高烧 3 ~ 5 天后，宝宝的身体上会出现细细的颗粒状疹子，此时预示着疾病接近尾声。

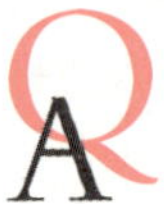

怎么判断孩子得的是幼儿急疹？幼儿急疹的疹子大概是什么样子的呢？

幼儿急疹对医生来说，都是一种诊断上很有挑战性的疾病。即使家长们带着宝宝去医院，很多时候医生也不能明确诊断出幼儿急疹，只能作病后诊断，也就是说等宝宝热退疹出，医生才能根据整个病程的表现，判定宝宝患的是幼儿急疹。

疹子的样子是玫瑰红色的细小斑丘疹，一般开始于脖子、胸部、腹部等躯干部位，然后蔓延至脸部和四肢。通常持续 1 ～ 2 天后消退，偶见 2 ～ 4 个小时就消退的。值得庆幸的是，疹子不疼不痒，消退后身体上也不会像得麻疹一样留下色素沉着、脱屑或者留疤，宝宝也不会有任何不适的感觉。

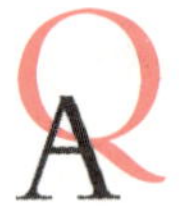

幼儿急疹的疹子如何与麻疹、风疹和药物疹相区别？

麻疹：咳嗽、流涕、打喷嚏、鼻塞等上呼吸道症状重，尤其眼睛症状突出，如结膜发炎、眼皮水肿、眼泪增多、畏光等。容易和感冒症状相混淆，患儿精神倦怠，不思饮食。发疹子和发烧可同时存在。

风疹：特殊的皮疹类型，呈细点状淡红色斑疹。发疹子和发烧同时存在，腮腺肿大。发热较轻，一般 38℃左右。

药物疹：主要出现在服用抗生素的宝宝身上，可以根据药物史、皮疹形态多样性、瘙痒剧烈、停药后皮疹即消退等特点进行区别。

幼儿急疹与其他疹子的区别

疾病	疹子形态	症状	发烧	注意事项
幼儿急疹	玫瑰红色的细小斑丘疹	热退疹出是最大特点，高烧3～5天后开始出疹。皮疹不痛不痒	发烧，有的温度可达40℃	医生只能做病后诊断。无传染性
麻疹	红色斑丘疹	咳嗽、流涕、打喷嚏、鼻塞等，眼睛症状突出，牙床上出现白色小点	发疹子和发烧同时存在	容易和感冒症状相混淆，有传染性
风疹	细点状淡红色斑疹	耳后淋巴结肿大	发疹子和发烧同时存在，发烧较轻	孕妇如果在怀孕前3个月感染风疹，可能导致死胎或先天畸形。有传染性
药物疹	皮疹形态多样	瘙痒剧烈，停药后皮疹即消退		主要出现在服用抗生素的宝宝身上。无传染性

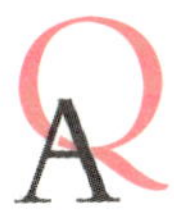

为什么我的宝宝会得两次幼儿急疹呢?

幼儿急疹主要是由人类疱疹病毒6型感染所致，少部分宝宝也会由人类疱疹病毒7型感染所致，后者发病相对较晚、皮疹相对较轻，患病后都可以获得终身免疫，但两型之间不存在交叉免疫，所以宝宝确实有可能得两次幼儿急疹。

一般性幼儿急疹无须使用抗生素

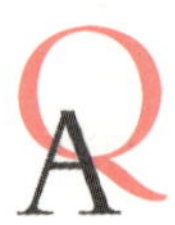

治疗幼儿急疹的药物有哪些呢?

总体而言，具有正常免疫功能的宝宝得了幼儿急疹不会有任何并发症，不会发生胃肠道、中枢神经、血液系统、呼吸系统等方面的并发症，因此不需要使用抗生素等治疗手段，只需要针对症状进行治疗。

针对高烧，可以使用退烧药。首选的退烧药应该是对乙酰氨基酚，也就是家长们熟知的泰诺林，只有吃了泰诺林烧退不下来，才会考虑换用美林，也就是布洛芬。因为在布洛芬的说明书中，按作用排序应该是消炎、镇痛、解热，布洛芬的首要药理作用不是退烧，而是消炎，退烧的作用排在最后。除了服用退烧药，比较适当的方法还包括给宝宝穿较为宽松的衣服帮助散热，鼓励多喝水，以及给宝宝洗温水澡辅助降温。

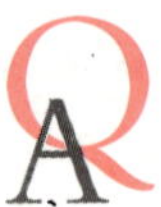

如何护理患了幼儿急疹的宝宝?

幼儿急疹没有特殊治疗方法，除了采取适当的退烧措施外，还应注意加强日常护理。

◆尽量让宝宝多休息，保持室内安静，空气流通，并注意隔离，避免交叉感染。

◆保持皮肤的清洁卫生，经常给宝宝擦去身上的汗渍，以免着凉。

◆给宝宝多喝些温开水或果汁，以利于补充因出汗丢失的水分和电解质。出汗过多时，需要及时补充口服补液盐。

幼儿急疹可自愈，无须特别预防

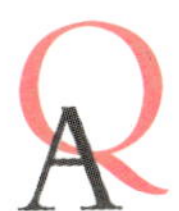

幼儿急疹如何预防?

因为幼儿急疹属于可以自愈的良性疾病，所以不需要特别严格的预防措施，也没有可以预防的疫苗。幼儿急疹是由病毒引起的，病毒经呼吸道飞沫传播，无症状的成年人是主要传染源，很难预防。唯一能做的是加强与宝宝亲密接触的成年人的个人卫生，尤其需要勤洗手。还有，避免带宝宝去人多的公共场所，保持居住环境的清洁也很重要，要经常保持居室通风换气。同时，要提高宝宝自身的免疫力，注意饮食营养均衡，以从根本上防患于未然。

一图看懂 幼儿急疹用药

中、低度发热

洗温水澡辅助降温

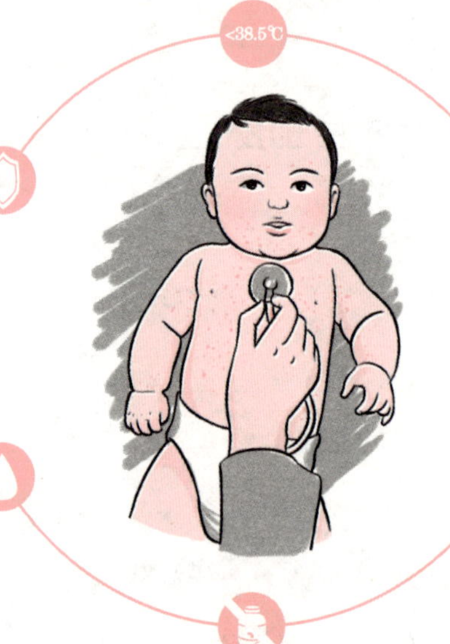

预防

勤洗手；
避免去人多的公共场所；
居住环境清洁通风；
营养均衡

中、高度发热

首选对乙酰氨基酚（泰诺林）；
如果吃了泰诺林烧退不下来，考虑换用布洛芬（美林）

补充水分

多喝温开水或果汁；
出汗过多时及时补充口服补液盐

热退疹出

这是幼儿急疹的最大特征；
疹子不痛不痒，没有传染性，也不留疤，无须特别处理

抗生素

免疫功能正常的宝宝不太会发生并发症，无须使用抗生素

需要看医生时，提前做好这些准备

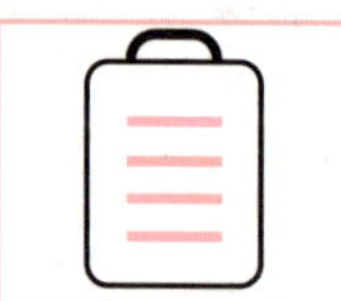

症状体征

把各种症状和体征准确记录下来，尤其是起始时间

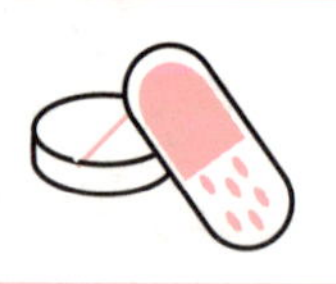

用药情况

宝宝在家中曾经吃过哪些药物也要记录下来

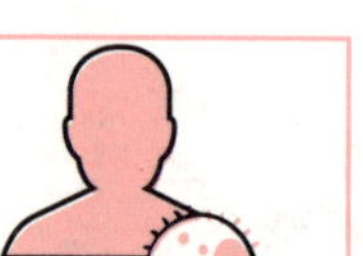

疾病史

带上病历本，完整记录宝宝曾经患过的疾病

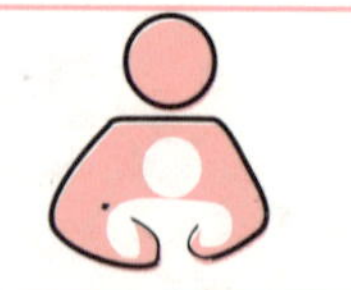

保证宝宝舒适

安慰、休息、充足饮水、少包裹

冀药师提醒：
出现下列情况，家长需要带宝宝及时就医

1. 宝宝小于 3 个月，肛温大于等于 38℃，尽管宝宝精神状态还可以也需要去看医生，因为小宝宝病情变化快；

2. 宝宝 3 ~ 36 个月，肛温大于等于 38℃并持续 3 天以上，宝宝面带病容，或哭闹或拒绝饮水，需要立即看医生；

3. 口温、肛温、耳温大于等于 40℃，或腋温大于等于 39.4℃；

4. 出现热性惊厥；

5. 高热伴其他疾病，比如心脏病、肿瘤、红斑狼疮等；

6. 高热同时伴有疹子出现。

06

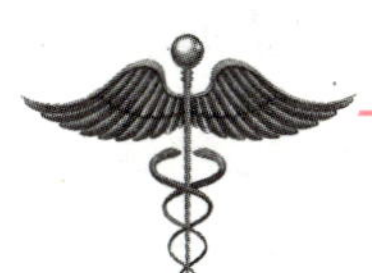

热性惊厥，多无不良后果

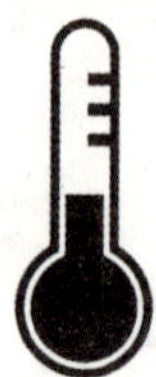

提起一年前的那个晚上，涵涵妈妈至今还心有余悸。那时涵涵一岁半，是个活泼可爱的小姑娘，平时很爱笑，喜欢到处跑。

那天，涵涵和平常一样吃了晚饭，可是胃口不太好，吃得不多。因为女儿平时也不是个饭量大的宝宝，饭菜不合口味时吃得也不多，涵涵妈妈也就没太在意。

吃完饭，涵涵妈妈陪涵涵一起玩搭积木，但面对平时最喜欢的玩具，今天涵涵的兴致却不大，有点懒洋洋的。

这时候，涵涵爸爸下班回家了，他抱起宝贝女儿亲了亲，说："哟，怎么这么烫啊？"涵涵妈妈这才注意到，涵涵的小脸有些发红，伸手一摸，烫手，肯定是发烧了。

涵涵妈妈赶忙去取体温计，涵涵爸爸则去换衣服。也就一分钟的工夫，等涵涵妈妈再来到宝宝身边时，眼前的景象让她禁不住失声尖叫起来。

衣服换了一半的涵涵爸爸闻讯赶来，只见女儿手握拳头，牙关紧闭，眼睛上翻，嘴唇发紫，手脚僵硬地抽搐着，旁边站着手足无措的妻子。

涵涵爸爸一步抢上去，使劲按压女儿的人中，同时冲妻子大吼："别愣着啦，赶紧打 120！"

涵涵妈妈吓得手脚发软，颤抖着拨通了急救电话。涵涵爸爸把女

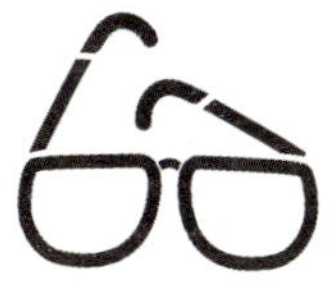
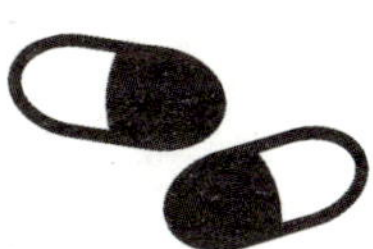
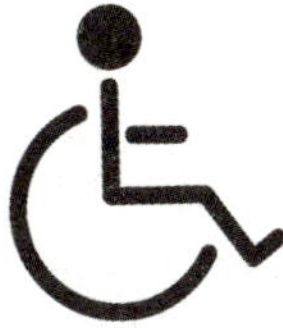

儿抱起来，大声呼唤着她的名字。涵涵睁开眼睛，好像并不知道发生了什么事，轻轻叫了声“爸爸”。打完电话的涵涵妈妈也赶过来，抱住丈夫和女儿。

从发病到苏醒，不过 1 分钟的时间，涵涵的爸爸妈妈却好像经历了一个世纪那么长。

见女儿醒过来，神志也逐渐恢复，涵涵妈妈才慢慢平静下来。她给女儿换上干爽的衣物，找出女儿的医保卡，等了几分钟，救护车来了。

涵涵来到儿童医院时，看上去和一般患感冒的小朋友没有什么差异，无非是低烧、有点咳嗽，谁也看不出，她刚刚经历了那么可怕的事情。

因为出现了惊厥，儿科医生不敢大意，给涵涵做了一系列身体检查，还做了脑电图。因为脑电图不能立刻出结果，医生决定让涵涵暂时留院观察。

一小时后，脑电图结果出来了，没有什么问题。儿科医生给涵涵诊断为“热性惊厥”，开了退热药，就让涵涵的爸爸妈妈带女儿回家护理了。

? 你知道吗

单纯热性惊厥发作是一种良性无害的发作，不会损害宝宝的大脑。

过了几天，涵涵的病完全好了，又恢复了活泼开朗的性格。但是涵涵的爸爸妈妈却非常忧心，他们迫切想知道女儿为什么会发生抽搐，以后还会不会发作，有什么办法能让女儿不再发作。

另外，涵涵的爸爸妈妈还多了一件烦心事，就是当女儿发生过抽搐之后，防疫站就不再给女儿打预防针了，因为他们不知道这会对女儿造成什么影响。■

热性惊厥用药的常见问题

短暂热性惊厥不会损伤宝宝大脑

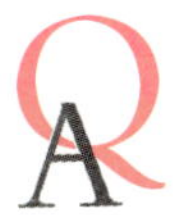

什么是热性惊厥?

“热性惊厥”过去医学上把它叫作“高热惊厥”，也就是老百姓俗称的“烧抽了”。这是一种宝宝发烧时常见的并发症，通常在体温超过 38℃时，体温骤然上升或者骤然回落的过程中发生，常常发生在发烧的第一天。在 6 个月到 5 岁的宝宝身上较为高发，这个年龄段的宝宝大概有 2% ~ 4% 的人经历过热性惊厥，尤其以 12 个月到 18 个月的宝宝高发。6 月龄以前或者 3 岁以后首次发生热性惊厥的宝宝并不常见，需警惕其他疾病。

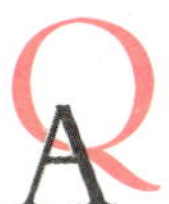

为什么宝宝容易出现热性惊厥呢?

目前认为出现热性惊厥主要有两方面的原因。其一，与这个年龄段宝宝的神经系统发育不成熟有关。随着宝宝逐渐长大，神经系统发育成熟后就不会再发作热性惊厥。其二，遗传的原因。直系亲属（如父母、兄弟姐妹）有热性惊厥史的宝宝更容易发生热性惊厥，目前认为和家族基因相关，国际上这方面的研究还在进行中。热性惊厥的诱发因素是发烧，发烧是多种感染性疾病都会表现出来的一种症状，可能是细菌感染，可能是接种疫苗的副作用（比如麻腮风疫苗），也可能是病毒感染，最常引起热性惊厥的病毒感染是人类疱疹病毒6型，此病毒感染诱发的疾病便是我们常说的幼儿急疹。

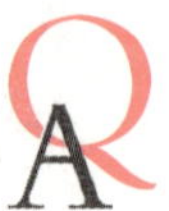

热性惊厥发作时的症状都有哪些？这种发作会损害宝宝的大脑吗？

家里有宝宝经历过热性惊厥发作的爸爸妈妈常常用“胆战心惊”“恐怖”“可怕”等字眼来描述当时的情形。确实，发作时宝宝的症状常常是失去意识、抽搐、牙关紧咬、翻白眼以及四肢在身体两侧抽动等，任谁见到这样的场面都会感到恐慌。家长们之所以恐慌，还有一个重要原因是下意识地把这个症状看成是严重疾病的信号，害怕损害宝宝的大脑，害怕影响宝宝今后的学习能力和智力，甚至害怕失去宝宝。事实上，大多数的单纯热性惊厥发作时间不超过两分钟，有时甚至只是几秒钟，极少数人会持续到15分钟。这种短暂的惊厥发作是一种良性无害的发作，不会损害宝宝的大脑。国外大量研究表明，得过热性惊厥的宝宝的智力和学习能力不比没得过的孩子差。

热性惊厥会自行停止，切忌人为干预

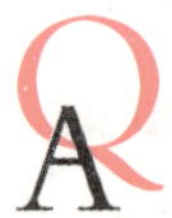

热性惊厥发作时，科学正确的应对措施是什么？

切记一个原则：应对热性惊厥不是人为停止惊厥，因为惊厥一般会自己停止，家长要做的是保持宝宝呼吸道畅通，同时记录发作时的表现和持续时间，如果可能用视频记录下来，这些信息对医生的后续诊断很有价值。

正确应对手段还包括：

◆保持镇静，解开宝宝的衣物，避免衣物包裹过紧束缚宝宝的手脚抽动。

◆不要把宝宝抱在怀里限制他手脚的抽动，也不要掐人中，应让宝宝侧躺在平坦的地方以防止嘴里的分泌物被误吸入气管。

◆移除周围障碍物和尖锐的危险物品以避免宝宝在抽动过程中伤到自己；如果宝宝嘴里流出呕吐物或者黏液，应及时清理。

◆不要往宝宝嘴里塞任何东西，有不少家长会下意识地将自己的手指塞进宝宝嘴里，被咬了一圈血痕自己受苦不说，反倒给宝宝帮倒忙。

记住一点，惊厥发作中的宝宝不会咬伤自己的舌头，反倒是人为翘开牙齿塞进嘴里的手指、棉签、筷子、压舌板等物容易造成呼吸不通畅或者口腔损伤。

在整个发作过程中也不要急急忙忙抱起宝宝往医院跑（除非发作持续时间超过 5 分钟），通常的发作不会超过 2 分钟。如果是第一次发作，发作停止后再去医院明确诊断。如果宝宝表现出脖子僵直，大量呕吐，医生可能会建议做腰穿以排除流行性脑膜炎等严重疾病。如果有严重的腹泻，医生可能需要排除是不是脱水造成电解质紊乱导致的惊厥。如果以前明确诊断患过热性惊厥，再次发作时持续时间不超过 5 分钟的，可以在家观察，超过 5 分钟的也要及时去最近的医院进行治疗，医生通常会使用安定（也叫地西泮）注射或者肛门给药止惊厥，使用的剂量需要按照宝宝的体重进行计算。若在安定治疗的过程中惊厥控制不住或者反复发作，医生还会按癫痫持续状态使用抗癫痫药物丙戊酸钠等进行治疗。

单纯热性惊厥不会发展为癫痫

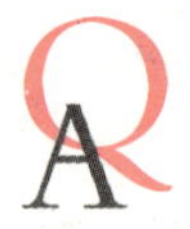

热性惊厥会复发吗？会不会进展为癫痫？

发作过热性惊厥的宝宝有 1/3 会复发，下列宝宝属于热性惊厥复发风险比较高的：

◆首次发作时体温并不是很高，可能没到 38℃就惊厥的；

◆发烧初起时就惊厥的，换句话说，出现发烧症状和惊厥发作的时间间隔越短，越容易复发；

◆反复发烧的宝宝；

◆首次发作时年龄小于 15 个月的；

◆直系亲属中有热性惊厥史的。

癫痫通常以不发烧时出现的惊厥为典型症状，发作过单纯热性惊厥的宝宝不会进展为癫痫，但当出现下列复杂性热性惊厥时需要警惕癫痫，必要时需要做脑电图鉴别：

◆单次发作时间持续 1 小时以上；

◆发作时只是单侧身体抽动；

◆ 24 小时内多次发作，且每次持续的时间长。

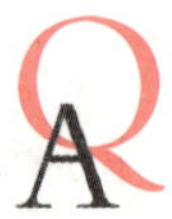

是否有减少热性惊厥复发的方法？

家中有宝宝得过热性惊厥的家长常常会感到自责，认为是自己对宝宝的发烧降温不及时才造成宝宝惊厥的。事实上，尽管热性惊厥与发烧有关，尽管目前临床上普遍主张当体温超过 38.5℃时要给宝宝通过使用退热药等措施降体温，但相关的科学研究还没有证据支持这些退热措施会减少热性惊厥的复发。使用退热药的目的更多的是通过降体温缓解宝宝不舒服的感觉，或通过降体温减慢宝宝的新陈代谢，从而避免由于脱水造成的惊厥。对于大多数发作过热性惊厥的宝宝，最好的预防手段是做好日常护理，避免频繁发烧。目前不推荐长期每日服用抗惊厥药苯巴比妥（也叫鲁米那）、卡马西平、苯妥英进行热性惊厥的预防，因为这些药的副作用可能会改变宝宝的性情，使之变得易怒暴躁，这些副作用带来的危害远大于疗效。对于发作时间超过 1 小时或反复多次发作的热性惊厥，可以在专科医生的指导下结合病情选择口服安定进行短期预防，比如在每次发烧开始就口服安定，连续用 2 ～ 3 天，偶尔短期使用安定通常不需要担心药物副作用。

热性惊厥不影响宝宝疫苗接种

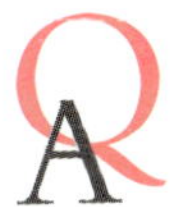

发作过热性惊厥的宝宝还能正常接种疫苗吗？

疫苗是宝宝最好的保护伞，只要在疫苗接种日宝宝没有发烧，没有生病，就可以正常接种疫苗。

一图看懂 热性惊厥用药

图例：  可以使用  禁止使用

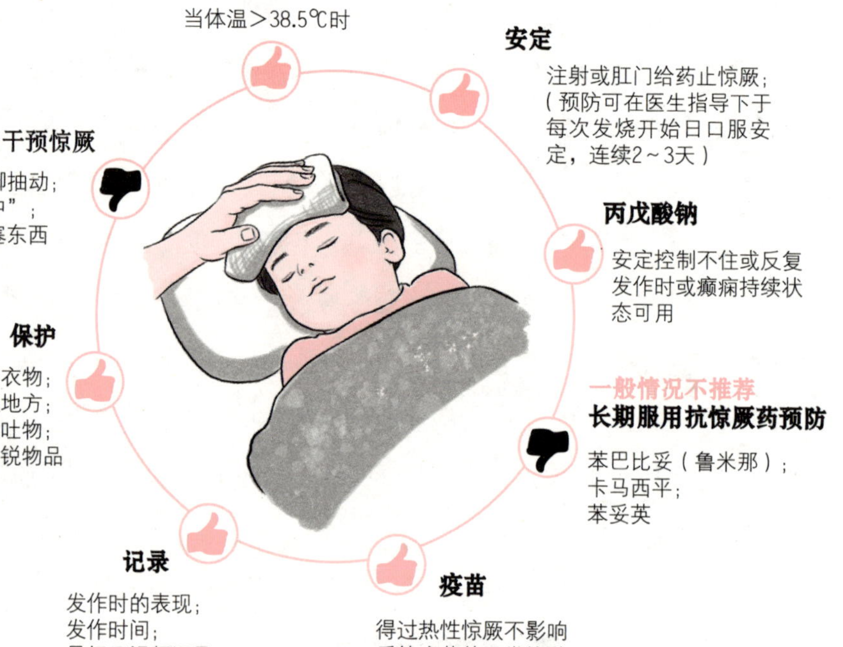

退烧药

当体温＞38.5℃时

安定

注射或肛门给药止惊厥；（预防可在医生指导下于每次发烧开始日口服安定，连续2～3天）

丙戊酸钠

安定控制不住或反复发作时或癫痫持续状态可用

一般情况不推荐

长期服用抗惊厥药预防

苯巴比妥（鲁米那）；
卡马西平；
苯妥英

疫苗

得过热性惊厥不影响后续疫苗的正常接种

记录

发作时的表现；
发作时间；
最好用视频记录

保护

解开紧束的衣物；
侧躺在平坦地方；
及时清理呕吐物；
移除周围尖锐物品

不要人为干预惊厥

限制手脚抽动；
掐“人中”；
往嘴里塞东西

哪些宝宝更容易复发热性惊厥？

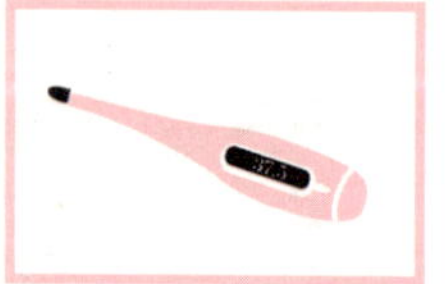

首次发作时体温不是很高

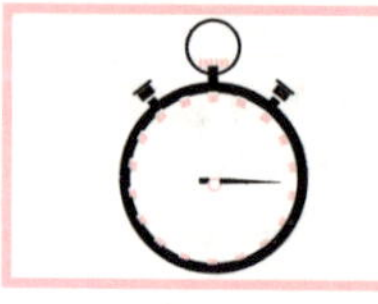

发烧初起就惊厥

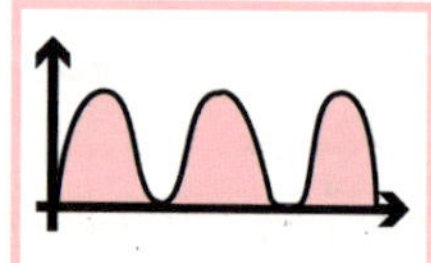

反复发烧

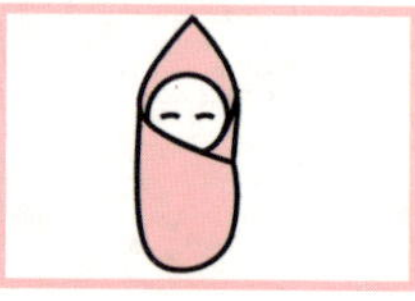

首次发作时年龄小

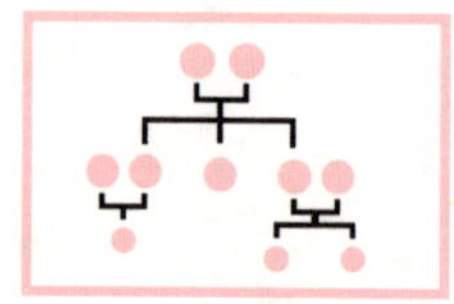

直系亲属有热性惊厥史

冀药师提醒：

出现下列情况，家长需要带宝宝及时就医

1. 首次发作的热性惊厥，即使发作的症状已经消失，也要及时就医评估病情；

2. 发作时间持续 5 分钟以上的要及时就医。

07

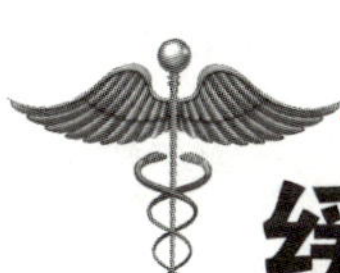

缓解便秘不能只靠药物

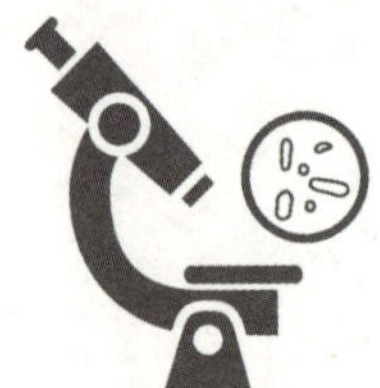
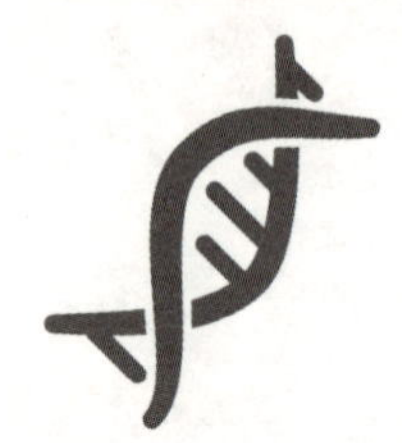

在办公室里，如果你听到哪位同事在大讲特讲“大便”问题，甚至为谁谁谁昨天大便了而打电话跟人“报喜”，一定会觉得她脑子有些不正常。但如果这位同事是个家有小宝宝的妈妈，相信同样有宝宝的你不但不会觉得她奇怪，甚至还会会心一笑，想起自己的经历。

宝宝的事在家长眼里都是“大事”，吃喝拉撒每一件都至关重要。如果宝宝几天没有大便，或者拉大便费劲，那爸爸妈妈可就着大急了。一旦宝宝拉了，向爷爷奶奶、姥姥姥爷报告的事一点不少见，毫不夸张地说，这真的是全家的“喜讯”。

在网络上，经常会有焦急的家长向我咨询宝宝便秘的用药问题。彤彤妈妈就是一个被女儿便秘折磨得焦头烂额的家长。彤彤现在 17 个月了，从 1 岁断奶开始就出现了便秘，到现在持续了小半年，症状时好时坏，断断续续。这期间，彤彤妈试了各种招数，调整饮食，多吃蔬菜水果，带宝宝多运动，给宝宝揉肚子，但都没有明显的改善效果，宝宝甚至因为排便费力而出现了肛裂。

万般无奈，彤彤妈开始给彤彤吃治疗便秘的药物——乳果糖。效果还好，便秘减轻了，但是服药量很大。毕竟是药，彤彤妈给宝宝吃得心惊胆战，总担心会影响宝宝的营养吸收，会造成宝宝营养不良。

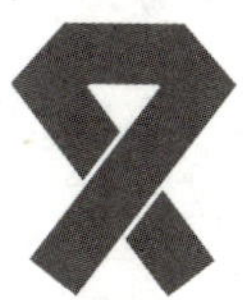

后来，彤彤妈又给宝宝换了一种治疗便秘的药——低聚果糖。但还是同样的问题，服用量还是很大，而且彤彤最近出现了腹胀的情况，更要命的是，便秘又有“抬头”的趋势。

这时，有人给彤彤妈推荐小麦纤维素和益生菌，再加上以前吃过的乳果糖和低聚果糖，这么多药，彤彤妈真有些不知如何是好了，于是在网上向我求救。

我和彤彤妈聊了一会儿，基本了解了宝宝的情况。因为宝宝便秘的时间比较长，我建议她先去医院排除一下宝宝是否有导致便秘的器质性病变。如果没有，再调整饮食，在引导宝宝多做攀爬运动的基础上，可以用药进行调理。

鉴于宝宝有腹胀的情况，我建议彤彤妈不要再给宝宝吃小麦纤维素了，因为会加重腹胀。至于乳果糖和低聚果糖，首选乳果糖。我给彤彤妈吃了定心丸，只要不超量服用，量大一点没关系，不会影响宝宝的营养吸收，因为营养物质主要

? 你知道吗

宝宝长期便秘，建议先去医院排除宝宝是否有导致便秘的器质性病变。如果没有，再对症调整。

在小肠内被吸收，而乳果糖主要在大肠发挥作用。至于益生菌调节便秘，并不是对每个宝宝都有效。听彤彤妈的叙述，彤彤吃不吃益生菌便秘的状况都一样，那就没有必要再吃了。

解释了许多，彤彤妈还是有很多问题，比如，我家宝宝为什么总便秘啊？便秘厉害导致肛裂该如何护理呢？宝宝是断奶时开始便秘的，和配方奶有没有关系啊？诸如此类。如果您家宝宝也有便秘的问题，或者您也有类似的疑问，相信下面的问答会帮助到您。■

便秘用药的常见问题

什么才是真正的便秘?

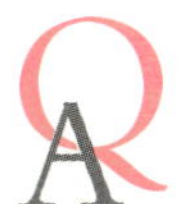

宝宝多长时间排便（大便）一次算正常?

宝宝多长时间排便一次算正常取决于宝宝的年龄：

◆一星期大的宝宝，大多数每天会排便 4 次以上，通常为软便或液体状；

◆ 3 个月大的宝宝，通常每天排便 2 次以上，而有的却可能一周才排便一次；

◆ 2 岁以后的宝宝，大多数每天会排便一次，这时虽为软便但成形。

宝宝排便情况会因人而异，有的宝宝会在每餐后都排便，而有的宝宝则是隔一天排便一次，都是正常的。

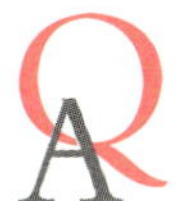

什么情况才诊断为便秘?

临床上，通常将宝宝排便次数减少，同时排便时费力、疼痛，伴随排出的粪便干、硬、粗这样的情况诊断为便秘。轻度便秘，大便头部稍干，后边是好的，便出常常不困难。如果宝宝大便特别干燥，大便像羊粪球，有时候稀便会从粪球缝隙滴漏出来（如下图），会看到宝宝尿布上有一点大便，但还是便秘。肛门括约肌不能很好地协助排便，宝宝自己很难完成排便，也易出现肛裂，甚至出血。由于排便痛苦，宝宝往往不敢排便，致使排便的间隔时间延长，有的排便间隔可达 5 ~ 7 天，或更长时间。

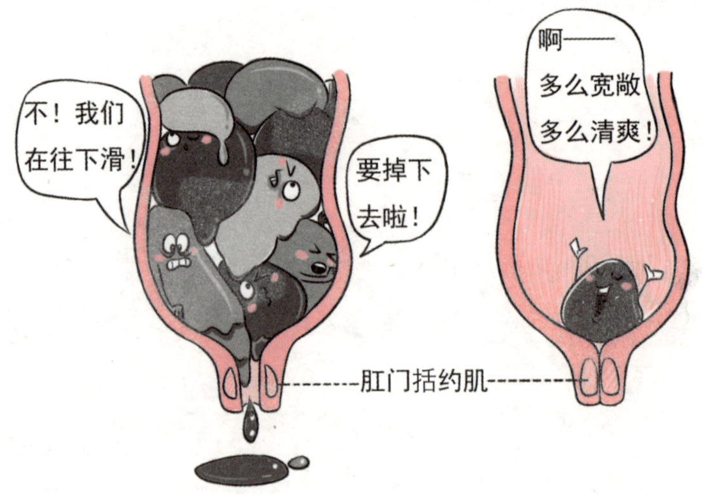

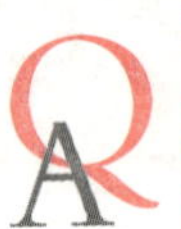

我家宝宝纯母乳喂养，最近不是每天都排便，有时候会隔两三天才排一次，排便过程也不怎么费力，这种情况属于便秘吗？

如果宝宝只是排便间隔时间长，排出的大便不干、不硬，排便的过程也不费力、不痛苦，这种情况不算便秘。就像我们常说的“攒肚”现象：纯母乳喂养的宝宝，有时对母乳消化吸收得好，体内的食物残渣少，排便间隔时间会比较长，但是大便不干。这属于正常的生理现象，不需要人为用药物干预。

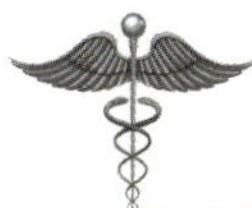

便秘的危害

肠道是人体最大的免疫器官，便秘的宝宝更容易生病，容易发生扁桃体炎、支气管炎等呼吸道感染。另外，便秘也会直接影响宝宝的食欲、睡眠等。便秘的早期治疗是相对简单的，但大部分家长并不是很重视，当便秘严重时，治疗的难度就大了。

四大原因造成宝宝便秘

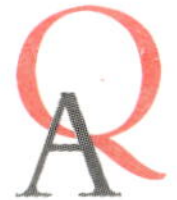

我家宝宝还不到 3 个月，只吃配方奶，他的便秘会跟配方奶有关吗？

小于 4 个月的宝宝如果吃配方奶，比较容易出现便秘症状，究其原因可能是配方奶调配的浓度过浓，也可能是配方奶中蛋白质含量过高。要想消除这种原因造成的宝宝便秘，家长可以调整配方奶的调配浓度，或者尝试更换配方奶的品牌。

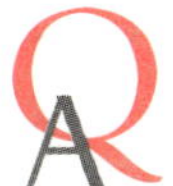

宝宝现在 6 个月了，想给他逐渐添加辅食，但经常会引发他便秘，请问这是什么原因呢？

宝宝 6 个月，可以给他添加辅食了。这时候如果他出现便秘症状，主要考虑两方面的原因：

◆对某些食物过敏。宝宝常常会因为对牛奶、鸡蛋、鱼虾、坚果、芒果等食物不耐受而出现便秘症状。要改善这种原因导致的便秘，家长需要暂停给宝宝添加辅食，或者将宝宝的辅食添加简单化，一样一样少量逐渐添加，一旦发现某种辅食过敏，应尽量避免这种辅食。

◆给宝宝添加的辅食中，膳食纤维不够丰富。膳食纤维能够吸收肠道内的水分，软化大便，使之更容易排出。要改善因为这个原因导致的便秘，需要给宝宝添加含丰富膳食纤维的食物，如红薯、土豆等薯类，南瓜、竹笋、空心菜等蔬菜，木耳等菌类，海带等藻类，以及苹果、梨、李子等新鲜水果。

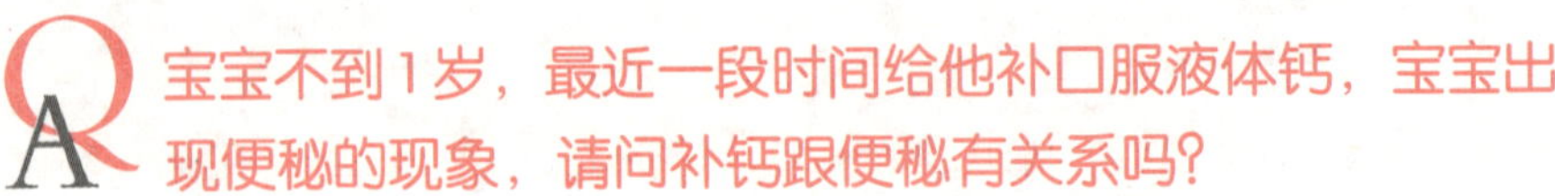

宝宝不到1岁，最近一段时间给他补口服液体钙，宝宝出现便秘的现象，请问补钙跟便秘有关系吗？

是有关系的。在国内，有一种人为造成宝宝便秘的现象不容忽视，那就是补钙过多造成的便秘。钙剂口服进入胃肠道，通常吸收率很低，大部分的钙会通过粪便形式排出体外。钙剂通过肠道时容易与肠道食物残渣中的草酸、脂肪等结合成质地较硬的不溶物，这样大便就会变得干硬。1岁前发育正常的宝宝，每日从饮食中摄取的钙量就足够了，不需要额外补充，只需补充维生素D促进钙吸收就行。要改善由于补钙造成的便秘，方法很简单：停止补钙！

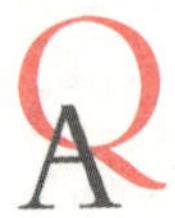

宝宝便秘的原因有哪些？

宝宝便秘的原因主要有四个方面：

◆饮食不合理。

◆没受到科学排便训练。

◆某些心理因素造成的。

◆肠道发育不正常，如乙状结肠冗长等器质性病变。

所以根治宝宝的便秘问题，要从导致宝宝便秘的原因入手。

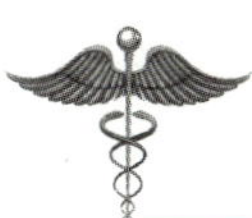

心理或精神因素也会导致便秘

因心理因素导致便秘的情况通常在宝宝进入幼儿园这一阶段表现得最为明显。离开了熟悉的家庭环境，来到陌生的学校，接触了陌生的老师和同学们，宝宝可能因为不熟悉环境而拒绝在幼儿园排便，有了便意也一直憋着，憋到回家再排。粪便憋得越久，质地越硬，回到家想要排出来时就比较费劲。并且，在使劲排便时，宝宝还会感到疼痛。越是疼痛，宝宝越是不想排便，越不排便，便秘越严重。

针对由心理因素导致的便秘，家长首先要想办法缓解宝宝的紧张情绪。

若宝宝因为不熟悉幼儿园的厕所而不去排便，就多和幼儿园老师沟通，让老师配合家长一起，通过各种方式告诉他，排便是正常的生理现象，别的小朋友也要排便，让宝宝学会模仿其他小朋友的好习惯。宝宝都有好奇心，会互相模仿，所以，要促进他和同伴之间的良性学习和互动。

同时，家长要训练宝宝在去幼儿园之前或者从幼儿园回来后排便，以养成每天排便的习惯。但是，若宝宝已经有便秘的症状，就不要再催促他了，以免使其精神更紧张。精神紧张更容易导致便秘。

缓解便秘，开塞露不可长期使用

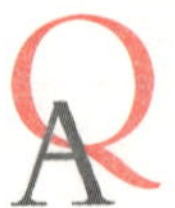

宝宝便秘情况持续有一段时间了，上面的各种原因也都考虑并试过了，但还是没有缓解，我该怎么办呢？

从饮食、排便习惯、心理因素三方面寻找到病因，并针对病因采取相应的手段，多数情况下可以使宝宝的便秘缓解。如果便秘症状依然不能缓解，可以考虑在医生的指导下给宝宝使用药物，以缓解便秘症状。

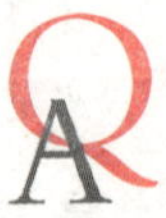

便秘的药物选择有哪些呢？

目前最常使用的此类药物是开塞露和乳果糖。

开塞露的有效成分是甘油，属于刺激型泻药，是通过肛门插入给药。药物润滑肠道并且刺激肠道壁进行排便反射，激发肠道蠕动从而排便。短期使用相对安全，长期使用很可能会使宝宝对其产生依赖性，形成没有强烈刺激就不肯排便的习惯。因此开塞露只能偶尔用来缓解宿便。开塞露发挥作用的原理见下图：

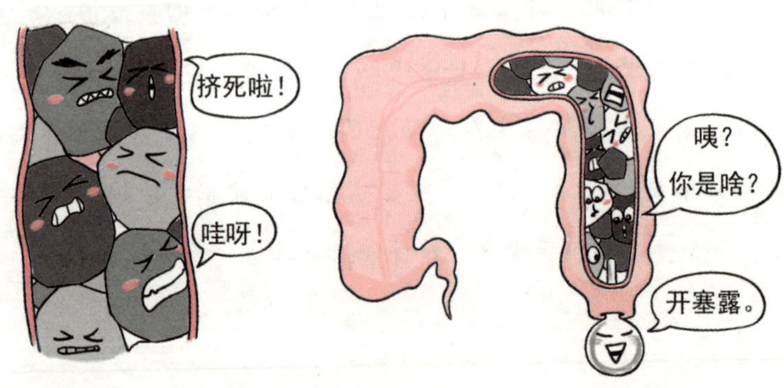

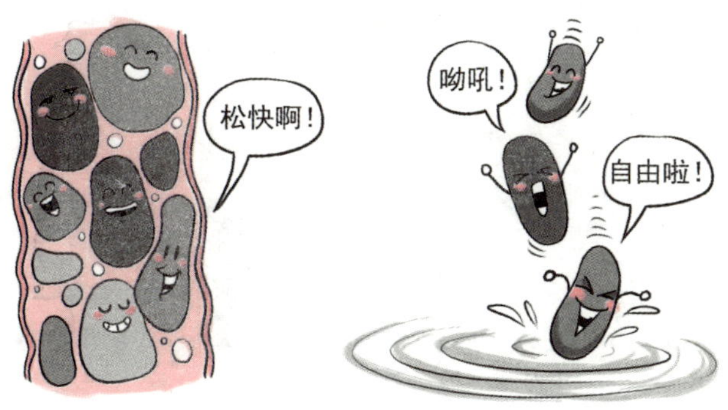

开塞露的使用方法如下：

1. 帮助宝宝取左侧卧位，并适度垫高屁股；

2. 移去开塞露包装顶盖，挤出少许甘油润滑肛门周围；

3. 拿着开塞露球部，缓慢插入肛门，将药液挤入直肠内（宝宝一般用每支 10 毫升包装的儿童开塞露）。通常 5 ~ 10 分钟后可以引起排便。

对于不严重的宿便，如果手边临时没有开塞露，也可以使用量肛门温度的电子温度计，在温度计上涂上橄榄油插入肛门，润滑并刺激肠壁引起排便。

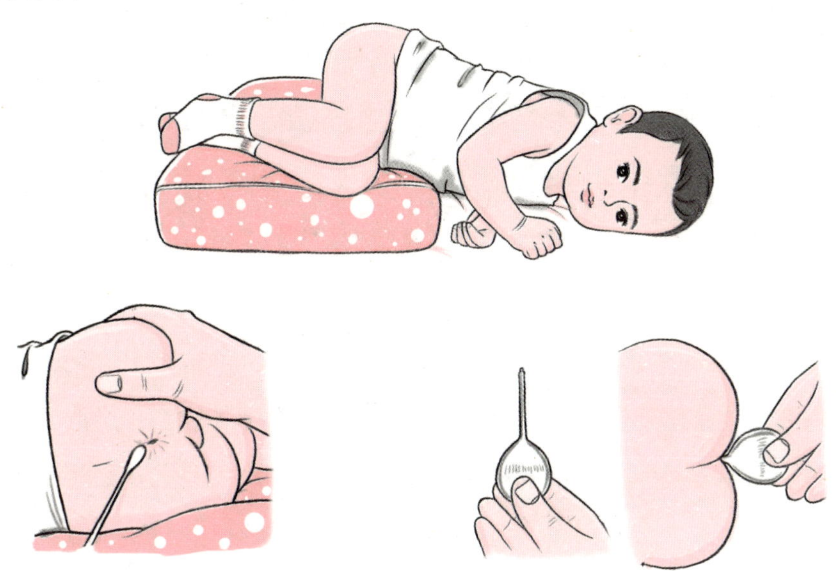

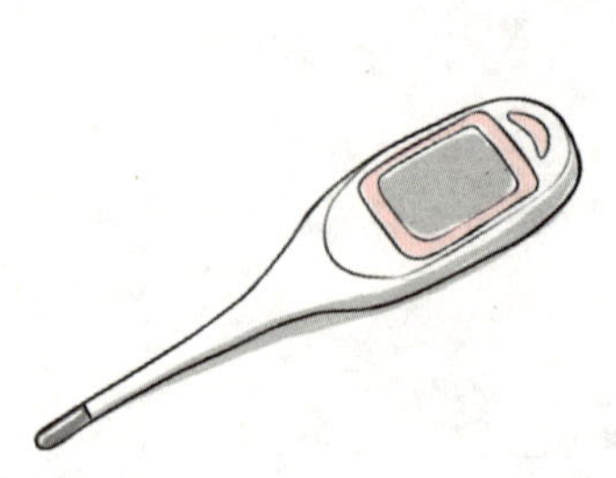

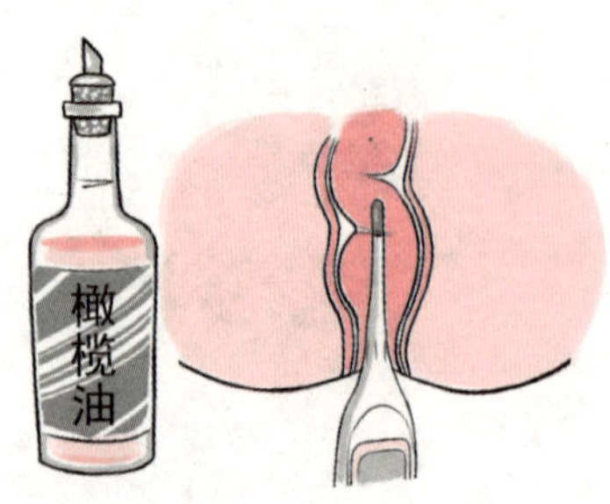

乳果糖是人工合成的双糖，虽是口服剂型，但服用后几乎不被吸收，可以原形到达结肠，在结肠中被消化道菌丛转化成有机酸，导致肠道内 pH 值下降，刺激结肠蠕动。同时它具有双糖的高渗透活性，可以使水分保留在肠道而增加粪便体积，从而软化粪便使其利于排出。由于对肠壁没有刺激性，乳果糖常用于治疗慢性功能性便秘。

另外，揉肚子也可以改善便秘症状，可绕着肚脐顺时针揉，通过促进肠道蠕动来改善便秘。还有，便秘宝宝应保证每天至少 2 小时的运动时间，如攀爬、跑步、骑自行车和滑板车等，通过运动来促进胃肠蠕动和便秘的康复。

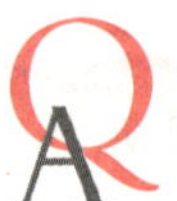

听说美国有一种叫 Miralax 的通便药，含聚乙二醇 3350，我想问这种通便剂安全性高吗？可以长时间服用吗？

Miralax 的有效成分是聚乙二醇 3350，国内也有类似的药，叫聚乙二醇 4000。它的作用原理和乳果糖类似，不被人体吸收，在大肠造成高渗透压，在保留肠道水分的同时挤压肠道外水分进入肠道，从而达到稀释粪便的目的。它的安全性很高，国外批准可以用于宝宝，可以长期服用。国内的说明书上还没批准 8 岁以下儿童使用。

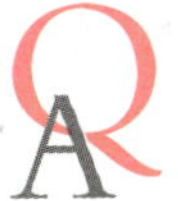

宝宝便秘，但他又不爱吃蔬菜、水果之类的食物，怎么办呢?

若宝宝因为挑食，不吃富含膳食纤维的食物而出现便秘症状，这时候家长就要想尽办法培养宝宝健康合理的饮食习惯。

我有一个邻居，她家有一个 2 岁左右的小男孩，不爱吃水果蔬菜。她想了很多办法哄他，都不成功。我便建议她将蔬菜弄细碎一点做到主食里面，比如，可以做菜包子、菜馅馄饨或者是菜粥之类的，让宝宝挑不出来。另外，我还提醒她，宝宝吃的主食不能太精细，不能老用精白面做主食，可以考虑用全麦。经过我的指导和他妈妈精心的饮食调理，这个小宝宝逐渐摆脱了便秘的困扰。

黄连素化水温敷可治疗肛裂

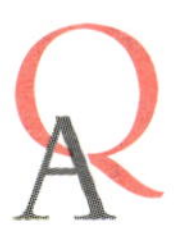

宝宝肛门撕裂，不敢拉大便，怎么办?

肛裂时除了要积极缓解便秘外，还要配合局部治疗。通常我们会用一片黄连素溶入 250 毫升温水中进行肛门局部温敷，每次 15 分钟，每天 1 ~ 2 次，然后局部涂红霉素眼药膏或者软膏，直到肛裂的伤口愈合。

反复便秘要首先排除肠道器质性病变

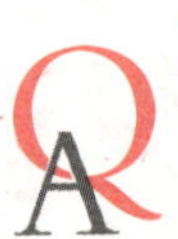

宝宝1岁半了，从6个月开始反复便秘，乳果糖喝到每天15mL效果还是不行，医生说要做检查排除是不是巨结肠，但听说这个检查有辐射，这个检查可以做吗？

反复便秘，治疗后没有明显改善，需要排除宝宝有无肠道的异常。建议去正规医院的外科，找有经验的医生做检查，检查产生的辐射都在可以接受的安全范围内，不用过分担心。

排便训练可多方引导，注意细节

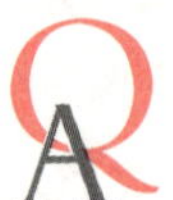

宝宝多大就可以对他进行排便训练了？有什么好方法吗？

为了避免宝宝出现便秘症状，最好等宝宝长到18个月大时再对其进行科学的排便训练。这包括为宝宝准备儿童马桶，不要直接让他使用成人马桶，倒是可以在成人马桶上安装儿童坐便套，同时在他脚下放上稳定的脚凳，以便宝宝用力排便时脚下有支撑。每天在固定的时间对其进行排便训练，比如早饭后要求宝宝坐在马桶上接受至少5分钟的排便训练，一般2～3周可见到效果。

训练时尽量避免使用“脏”或“臭”这样的字眼，让宝宝认识到排便是正常的生理现象，而不会因为难为情选择憋着不排。训练初期，如果宝宝排斥这种训练，可以暂停训练，尽量不要勉强他。暂停期间，家长可以有目的地和宝宝一起阅读与使用马桶有关的儿童绘本，如《马桶的故事》《我不用纸尿裤了》等，引导宝宝模仿绘本故事中的主角，进而使他喜欢上使用马桶。我的女儿嘉嘉就是看了《我不用纸尿裤了》这本绘本而积极接受排便训练的。

一图看懂 便秘用药

图例：常见原因　对策

6个月左右（≈6 mo）

- 常见原因：辅食不合适
- 对策：暂停过敏辅食，添加膳食纤维

1岁前（<12 mo）

- 常见原因：补钙
- 对策：停止补钙

2岁前（<24 mo）

- 常见原因：挑食
- 对策：主食中添加细碎蔬菜
- 对策：18个月左右再进行排便训练

上幼儿园后

- 常见原因：精神紧张
- 对策：与幼儿园老师沟通，养成每天在家定时排便的习惯

偶尔用药

- 对策：开塞露
- 对策：用测肛温的电子温度计涂上橄榄油插入肛门润滑并刺激肠壁

长期用药

- 对策：乳果糖
- 对策：聚乙二醇4000

伴有肛裂

- 对策：积极缓解便秘
- 对策：外用黄连素配制溶液、红霉素眼药膏或者软膏

4个月前（<4 mo）

- 常见原因：喝配方奶
- 对策：调整配方奶浓度、更换配方奶品牌

注：mo 表示“月龄”。

如何判断宝宝便秘？

这些是便秘

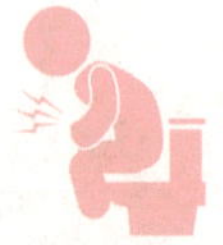

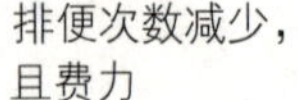

排便次数减少，且费力

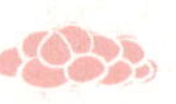

粪便干、硬、粗

因痛苦而不敢排便

这些不是便秘

排便间隔2～3天，但不干、不硬

排便过程不痛苦

冀药师提醒：
出现下列情况，家长需要带宝宝及时就医

1. 小于 4 月龄的宝宝出现便秘时，应该第一时间去看医生以排除器质性便秘；

2. 宝宝经常性便秘，要去看医生明确病因；

3. 在宝宝的粪便中看到了血，或者在宝宝的内裤、尿布上或者用纸巾擦屁股时看到血。

08

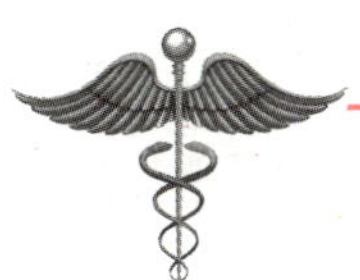

秋季腹泻“猛于虎”，补液退热自然好

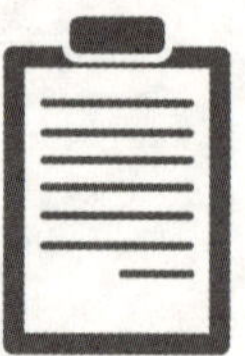
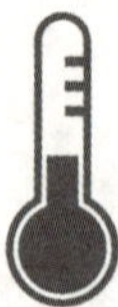

腹泻对大人来说，可能不算什么，不就是拉稀跑肚吗，吃点黄连素，过几天就好了。但对儿童，尤其是婴幼儿来说，腹泻是大事，治疗护理不当，后果很严重，甚至有可能致命。

我有一个同学，本身就是内科大夫，平时给别人看病有条不紊，头头是道。但他的小女儿在 1 岁多的时候，发生了一次严重的腹泻，伴有高热，这位“指点江山”的医生，也难免慌了手脚，不断在朋友圈里“直播”女儿的病情，他们医院的儿科主任也屡次遭到他的“电话骚扰”。

那天同学下班回家，老婆一下子就迎了上来，对他说：“你可算回来了，妞妞拉了十几次了，特别稀。”同学这时还比较镇定，给孩子量了体温，37.8℃，略高于正常，他认为可能是消化不良导致的，可以先在家观察观察。

那天晚上，同学什么也没干，就守着女儿，孩子的每一个小动静都牵动着他的心。眼看着女儿的小脸越来越红，体温逐渐升高，已经超过了 39℃，同学再也坐不住了，连夜带孩子上了医院。

儿科医生开了血常规、大便常规和轮状病毒快速测试的化验单。孩子哭闹着抽了血，因为拉了太多次，大便解不出来了。半小时后，血常规结果出来了，显示白细胞偏低，其他基本正常，儿科医生考虑

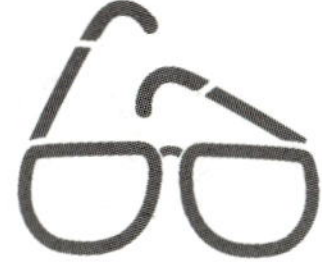
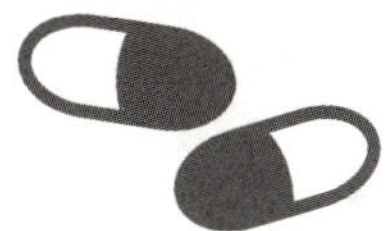

是病毒感染导致的肠炎，至于是不是轮状病毒感染，还需要看针对性的测试结果。

儿科医生给孩子开了退热药、口服补液盐，嘱咐同学回家采集孩子的大便，及时送检。同学刚把女儿抱回家，孩子就哭闹不休，怎么哄都不行，孩子妈妈只好上“秘密武器”——母乳。这一招果然管用，孩子吃了几口母乳，就安静下来。不一会儿，因为吸吮能够刺激肠道蠕动，孩子又稀里哗啦拉了很多。拉完之后，孩子似乎舒服了一些，脸上的表情也舒展了，迷迷糊糊睡着了。

同学却没时间睡觉，连忙把孩子的大便送回医院检查。结果显示，果然是轮状病毒感染。终于确诊了，同学舒了一口气的同时，也知道战役才刚刚打响。

轮状病毒感染属于自限性疾病，除了补液、退热等对症治疗外，也没什么有效的治疗方法，只能等待孩子的免疫系统发挥作用，把病毒“驱逐出境”，然后自己好起来。

? 你知道吗

轮状病毒感染属于自限性疾病，目前尚无特效药物治疗。除对症补液、退热外，只能依靠孩子的免疫系统发挥作用，多数预后良好。

然而，身为医生的同学虽然很明白这个道理，但看着高烧不退，每天腹泻十几次的女儿，还是焦急万分。爷爷奶奶看着瘦了一圈的孙女，更是心疼得不行，天天唠叨着："上医院吧，是不是还得输液啊？"

同学虽然内心挣扎，但在老人面前还是表现得很坚定，坚持说不用输液，只要没有脱水，过几天孩子会好起来的。

高热持续了六天，同学也煎熬了六天。在第七天，孩子的体温终于正常了，腹泻也停止了。就像孩子突然病倒一样，在之后的三天里，孩子很快就恢复了正常，又变成往常那个能吃能闹、健康快乐的小姑娘了。

看着阳光下活蹦乱跳的女儿，同学感到"奄奄一息"的自己又"活过来"了。

看到这儿，大家可能很想知道轮状病毒腹泻是怎么回事，也对如何护理腹泻的孩子很感兴趣，那么，请您继续往下看，这些内容在下面的问答中您都能了解到。■

秋季腹泻用药的常见问题

秋季腹泻并不只发生在秋季

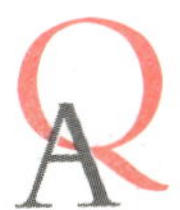

腹泻和秋季腹泻有什么区别？

腹泻分感染性的和非感染性的，感染性腹泻又分细菌性的和病毒性的。很多种细菌可引起感染性腹泻，人们熟知的痢疾便属于细菌性腹泻。尽管如此，细菌性感染也不是宝宝腹泻的首要原因，60% 的宝宝腹泻是由病毒引起的，其中又以轮状病毒引起的腹泻为主。轮状病毒引起的腹泻高发于秋季，因此又被称为“秋季腹泻”。除此之外，肠套叠以及生冷食物刺激等因素导致的生理性腹泻则属于非感染性腹泻。

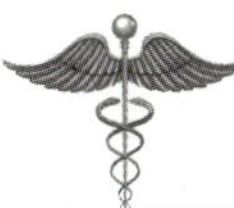

秋季腹泻只在秋季发生吗？

秋季腹泻不只发生在秋季，其他季节也可能出现。秋季腹泻是由轮状病毒引起的，所以又叫轮状病毒感染性腹泻。秋季腹泻在 1 岁以下的婴幼儿中高发，5 岁以下的儿童都可能患上此病。大人也会感染轮状病毒，但基本上没有症状，也就是说，大人常常是隐性的病毒传播者，自己不发病，反倒容易传染给宝宝。

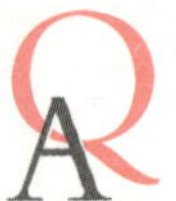

宝宝最近拉肚子，每天有五六次，请问是患上秋季腹泻了吗？秋季腹泻的症状都有哪些？我该如何判断呢？

秋季腹泻最早出现的症状是发烧，然后是先吐后泻，大便呈蛋花汤样或者清水样。患了秋季腹泻，不同的宝宝每天拉的次数不一样，有的要拉个五六次，有的要拉十几次。对于吃母乳的宝宝，每天拉五六次是正常的，所以不能只根据宝宝大便的次数来判定他有没有腹泻，还要结合宝宝大便的形态和宝宝的其他症状来判断。如果自己无法判断，就收集宝宝新鲜大便，去医院让医生化验诊断一下，看大便里有没有轮状病毒。这样的检测方法准确性较高。

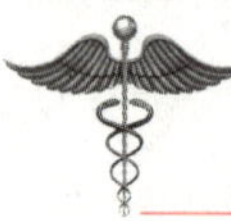

向医生陈述宝宝病情时的建议

就医时，爸爸妈妈需要向医生说清楚的事项包括：宝宝多大年龄，腹泻多长时间了，大便里是否有血或者脓，宝宝平时的精神状态如何，每天腹泻与呕吐的次数是多少，是否伴随发烧等，以方便医生评价宝宝病情。

及时补液避免引发脱水

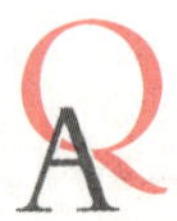

如何区分宝宝是轻、中度脱水还是重度脱水呢？

轻、中度脱水的表现包括嘴巴发干，嘴唇干裂，少尿或者尿的颜色深黄，皮肤弹性变差，哭时少泪等。

重度脱水的表现包括眼窝凹陷；捏起腹部皮肤，松手后皮肤恢复原状非常缓慢（时长大于2秒）；小宝宝4～6小时没尿，大点的宝宝6～8小时没尿，哭时无泪。

涂抹护臀膏预防宝宝臀部溃烂

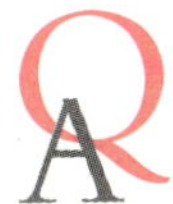

宝宝因为腹泻导致小屁股溃烂，该如何护理？

频繁的腹泻容易使臀部溃烂，要特别注意臀部的护理。

◆每次排便后，用淋浴或坐浴的方式来冲洗臀部。

◆不要用湿纸巾用力擦拭宝宝的臀部，最好是使用干爽的棉布或纱布来擦。

◆在清洁后，一定要注意涂抹护臀膏。

秋季腹泻可自愈，无须使用抗生素

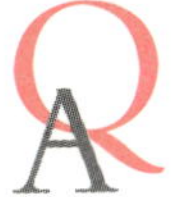

宝宝腹泻，医生给开了双歧杆菌等益生菌，宝宝吃了也不怎么见效，这种药到底有没有用呢？

由轮状病毒感染造成的腹泻，积极的应对措施是预防和治疗脱水，可以选择服用口服补液盐Ⅲ，按说明书调配后少量多次地给宝宝服用。目前不主张使用止泻药。补充双歧杆菌等益生菌可以起到一定的缓解作用。腹泻的恢复需要时间，不要指望特效药立竿见影。

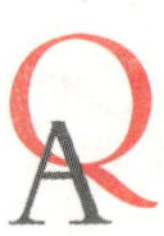

秋季腹泻是自限性的吗？需要用抗生素和抗病毒的药吗？

秋季腹泻常影响 5 岁以下幼儿，1 岁以下宝宝高发，属于自限性疾病。秋季腹泻很容易引发脱水，宝宝在刚开始发病时，6 个小时内会快速脱水。如能正确护理及时纠正脱水，一般 5 ~ 7 天后可自愈。通常不需要使用抗生素、抗病毒之类的药物。呕吐一般也不建议使用止吐药，除非呕吐不止才会在医生的指导下使用止吐药（如昂丹司琼）。提倡支持疗法（支持性心理治疗，基本原则是二元治疗，一方面直接改善症状，另一方面提高自我功能），及时补充因呕吐或排便而丢失的电解质和水分，也就是说要及时使用口服补液盐。另外，48 小时内开始补充益生菌有助于缩短病程，使用具有吸附作用的止泻剂如蒙脱石散也有一定的缩短病程的作用。

对于轻、中度脱水的宝宝，首选的治疗方式是补液，而首选的补液方式是口服补液盐，在家给宝宝治疗即可。通过给宝宝补充口服补液盐的方法，可以有效防止宝宝脱水，避免宝宝由于重度脱水被送到医院里去输液。

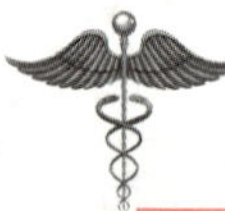

成人止泻药孩子禁用

成人常用的强力止泻药包括复方地芬诺酯（如“止泻宁”）、盐酸洛哌丁胺（如“易蒙停”）等，都是成人剂型药物，宝宝腹泻是禁用这类止泻药的。因为盲目止泻不利于体内病毒、细菌毒素等有害物质排出体外，也会影响医生对宝宝病情和脱水情况的判断。除了强力止泻药禁用于宝宝外，老百姓腹泻时常用的氟哌酸、泻立停、痢特灵等抗菌类抗生素药物也禁用于宝宝。

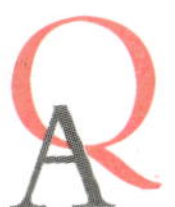

喝母乳的宝宝腹泻了，还可以继续喝母乳吗？喝配方奶的宝宝呢？

目前针对腹泻的治疗，推荐对于腹泻前是母乳喂养的宝宝，即使腹泻，也应该继续让他喝母乳。不仅可以让他继续喝，还应该让他多喝。因为让他继续喝母乳是在帮助他补充能量。

要不要给腹泻的宝宝继续使用配方奶？这个问题取决于宝宝的腹泻是不是因为乳糖不耐受造成的，如果是，可以将配方奶换成不含乳糖的配方奶，一般的母婴用品店可以买到这种特殊配方奶。将配方奶换成不含乳糖的配方奶喝一段时间以保护肠道，等腹泻症状消失后，再换回原来的配方奶。

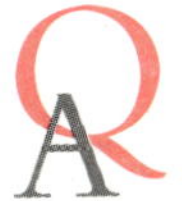

宝宝腹泻期间可以吃饭吗？一般认为饿一饿对宝宝有好处，是这样吗？

宝宝腹泻时到底是吃还是不吃，这是难倒家长的一大问题。过去有种看法是禁食，认为腹泻时应该不吃不喝，这样腹泻就会减轻。因为吃得越多，喝得越多，腹泻就越频繁。

目前的观点主张，宝宝腹泻期间应继续原来的饮食，但是不要吃新的食物或生冷的食物，也不要强迫进食，还要避免给他们鸡汤、果汁之类的高脂肪、高盐或高糖的食物，这些食物会加重宝宝脱水的症状。应该给他们选择酸奶、蔬菜和粥类等食物。

使用补液盐遵循少量多次原则

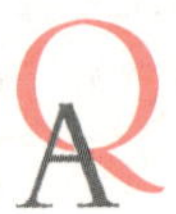

口服补液盐在普通药店可以买到吗？

在国外口服补液盐是非处方药，宝宝可以选择的口味和品种也非常多，在一般的超市和药店随时可得；而在国内市场上，目前只有两款成人和婴幼儿共用的口服补液盐——口服补液盐Ⅱ和口服补液盐Ⅲ，而且在一般药店还不太容易买到，得去医院开才行。

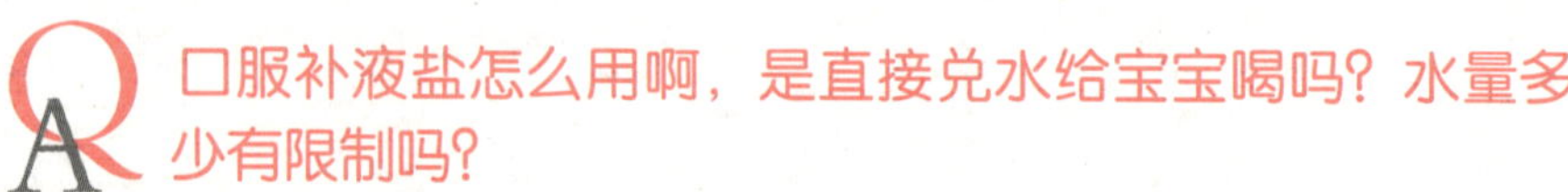

口服补液盐怎么用啊，是直接兑水给宝宝喝吗？水量多少有限制吗？

口服补液盐Ⅲ可以按说明书指示的方法，即一包冲调 250 毫升水后直接给宝宝喝；而口服补液盐Ⅱ的渗透压有点高，给宝宝服用时常规需要稀释 1.5 倍（即 1 包加 750 毫升水而不是说明书上的 500 毫升水），才能和世界卫生组织最新推荐的低渗标准一致。

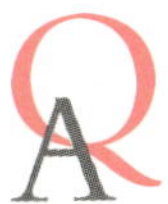

溶解好的口服补液盐要一下子都喝掉吗？宝宝平时也不怎么爱喝水，大概喂多少就够了呢？

在喂宝宝口服补液盐时，要遵循少量多次的原则，最好每 2 ~ 3 分钟喂 1 次，每次 5 ~ 15 毫升。这样每小时就能给宝宝补充 100 ~ 300 毫升的液体，3 ~ 4 个小时左右就可以纠正他的脱水状态。

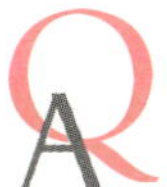

口服补液盐不就是一些糖和盐的成分嘛，运动饮料和果汁可以取代口服补液盐吗？

口服补液盐的配方是世界卫生组织推荐的配方，有固定的糖和盐的配比。糖起到往身体里运盐的作用，但糖的量又不能太大，过多的糖会像海绵一样把体内水吸到肠道，恶化腹泻。运动饮料、苏打水和果汁中都含有过多的糖，都不能替代口服补液盐，具体区别可见下图。

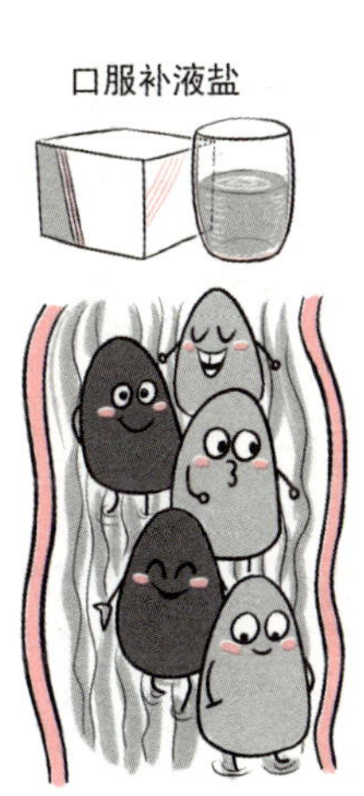

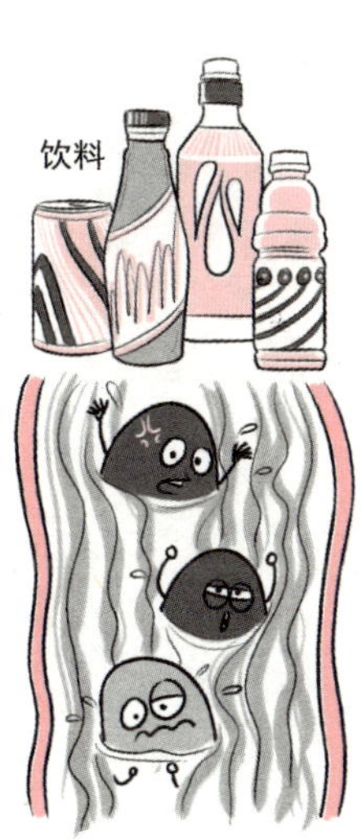

接种疫苗可预防秋季腹泻

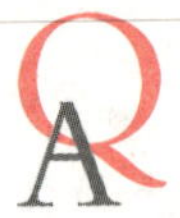

怎样预防秋季腹泻?

预防秋季腹泻最重要的措施是接种轮状病毒疫苗，一般建议在宝宝2月龄到8月龄间接种完成，国外的数据表明接种后的保护率在80%左右。接种后的宝宝即使患了秋季腹泻，症状也会比没接种的宝宝轻。轮状病毒疫苗是口服疫苗，可以预防因轮状病毒感染引起的急性腹泻。轮状病毒可通过呼吸道和消化道共同侵入人体，侵犯肠黏膜造成急性渗出，引起水样便。由于感染途径包括了呼吸道和消化道，因此在生活中预防非常难。疫苗可以有效预防轮状病毒感染或减轻发作后疾病程度，还是应该接种的。

轮状病毒感染主要通过手口传播和饮食传播，接触到感染的人或物体表面都可能被传染，因此要勤用皂液洗手，避免使用公共的换尿布台或使用前用酒精消毒，在疾病流行的季节不与别的宝宝分享食物。如果宝宝患病，换下来的尿布要用密封袋装好丢弃，以避免病毒传播。

秋季腹泻用药 一图看懂

图例：√ 建议使用　○ 谨慎使用　× 禁止使用

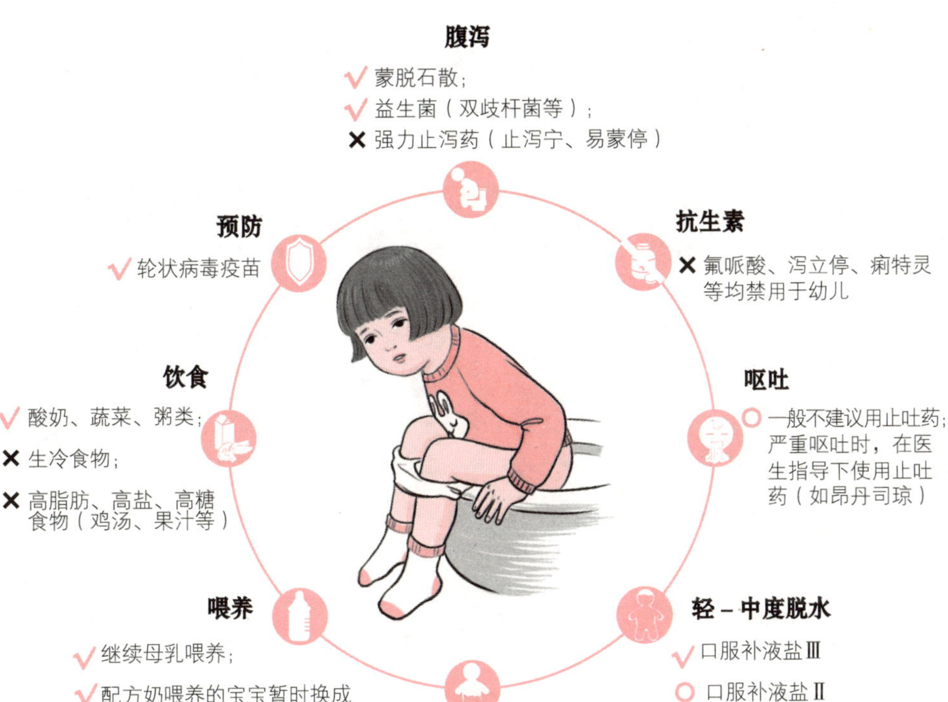

口服补液盐服用方法

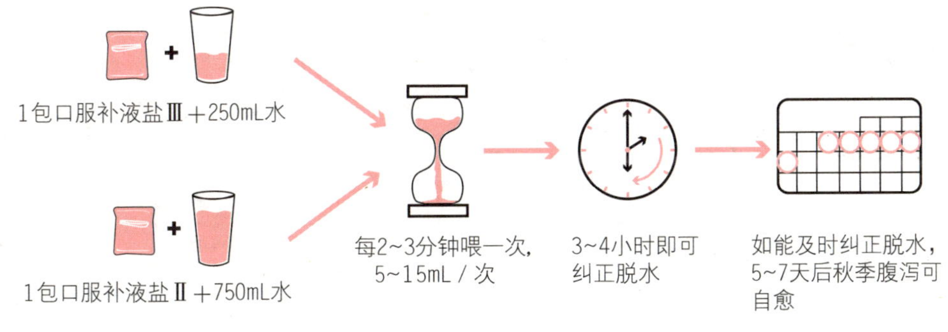

冀药师提醒

出现下列情况，家长需要带宝宝及时就医

1. 宝宝便中见血或者见脓；
2. 口服补液盐补不进去或没有效果；
3. 宝宝年龄小于 6 个月，或宝宝体重小于 8 千克；
4. 宝宝小于 12 个月，而且拒绝进食或喝水超过数小时；
5. 宝宝有严重腹痛症状；
6. 宝宝精神状态不好，总想睡觉；
7. 宝宝有重度脱水症状。

09

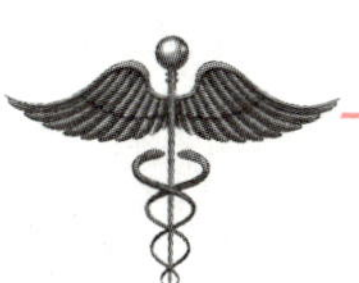

川崎病不是疑难杂症，早诊断早治愈

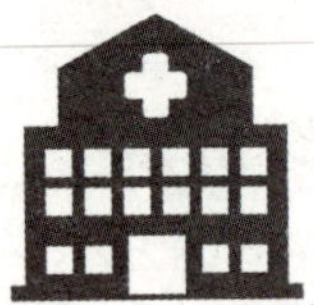

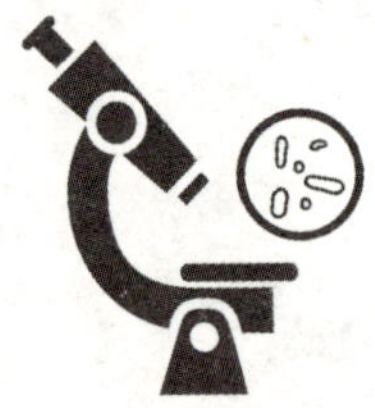

川崎病，这个带着日本味儿的名字，对大多数家长来说可能比较陌生，但对萌萌妈妈来说，这三个字对她的影响却是刻骨铭心的。

朋友圈里，经常会有妈妈晒一晒自家宝宝的日常生活，不光是衣食住行，孩子生病了的情况也经常出现。那天，萌萌妈就在朋友圈里说：孩子发烧了，39℃，好心疼。亲朋好友们马上在下面留言安慰她：没事的，小孩感冒发烧很平常，多喝水，多休息，过几天就好了。

没想到，五天过去了，在大家都忘了这件事的时候，萌萌妈又在朋友圈发了一条消息：萌萌发烧五天了，还不退烧，输液也没有用，谁知道怎么回事啊？这下朋友圈炸开了，大家纷纷留言。有人说：在哪儿看的呀，不行赶紧上儿童医院吧。还有人问：就光发烧啊，还有没有别的症状？也有人安慰萌萌妈：别太担心了，小孩就是容易发烧。

萌萌这些天，每天都高热39～40℃，吃了退热药，体温能暂时下降一点，但很快又会回升。萌萌妈每个小时都要给萌萌量下体温，同时，小心翼翼地观察着萌萌的每一点细微表现。

萌萌自从开始发烧，食欲就不好，吃饭很少，每天都要哄着才能喝一点粥。那天给萌萌喂粥时，萌萌妈注意到女儿的嘴唇、舌头，甚

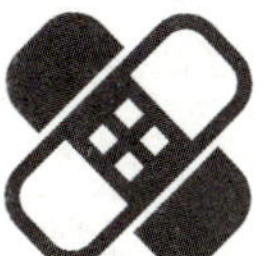
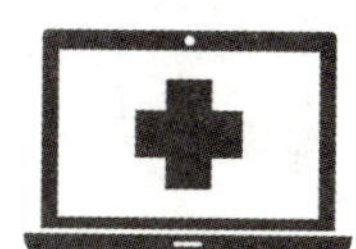
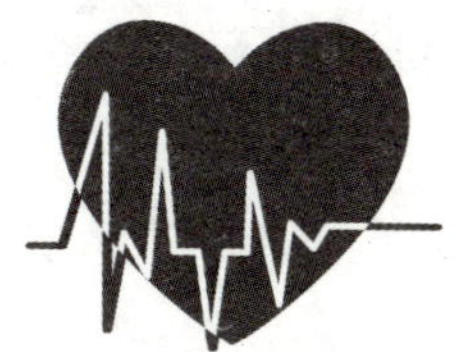

至整个口腔都是红彤彤的，舌头上的舌乳头都很明显地突了出来，看上去就像个草莓。烧了三四天，萌萌妈发现，萌萌的眼睛变红了，就像得了“红眼病”，但是问萌萌，她却说眼睛没有什么不舒服，不疼也不痒。不仅如此，萌萌妈给女儿换衣服时，还发现她身上出现了很多红斑，形态、大小各异，这让萌萌妈非常紧张，也促使她下决心带萌萌去儿童医院看病。

这几天里，萌萌妈的朋友圈没有再更新，大家纷纷留言询问萌萌的病情，萌萌妈也没有回应。

十几天后，萌萌妈的朋友圈终于出现了好消息：谢谢大家的关心，萌萌在儿童医院确诊为川崎病，住院治疗一周，现在已经出院回家休养了。

朋友圈再次炸了锅，除了对萌萌和萌萌妈表示慰问以外，更多的妈妈关心起“川崎病”这种病，纷纷询问疾病的症状、治疗，以及萌萌的恢复情况。

朋友圈里妈妈的问题，大概都出现在下面的问答中，大家可以自己看一看。■

? 你知道吗

川崎病并不是疑难杂症，早诊断早治疗，治愈效果非常好。

川崎病用药的常见问题

六大症状确诊是否川崎病

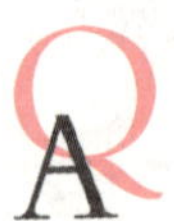

什么是川崎病？患病孩子都会出现什么症状？

川崎病又称皮肤、黏膜、淋巴结综合征，是一种常常发生在 5 岁以下宝宝身上的急性、发烧性、出疹性疾病，症状表现为持续性发烧、皮疹、口唇红、手掌及足底脱皮和淋巴结肿大等，病因目前还没研究清楚。由于此病是由日本医生川崎富作首次报道出来的，因此被称为川崎病。此病首发症状是发烧，身上同时伴发有疹子，所以常常会被误诊为感冒、麻疹或猩红热。

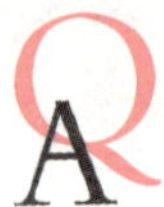

川崎病会传染吗？会遗传吗？

目前川崎病的病因机制还不十分清楚，但此病不是传染病，不会在人与人之间传播。此病男孩发病比例高于女孩（1.5 ~ 1.8：1），有遗传倾向。

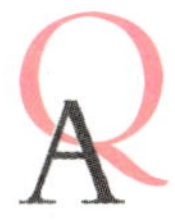

川崎病可以治愈吗?

川崎病并不是疑难杂症，早期治疗效果非常好。在宝宝发病 12 天以内治疗都算早期，绝大多数可治愈，对它的治疗也已经有了比较规范的治疗指南。如果能早诊断早治疗，川崎病导致的心脏并发症并不多见，家长们不要被网络百科上的可怕并发症吓到，平时多储备疾病方面的科普知识，病到临头时，早发现早治疗是关键。

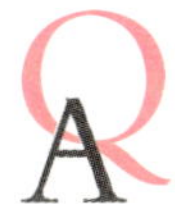

如何判断孩子是否得了川崎病?是否需要立即带去医院就医?

判断是否患上了川崎病，主要看有没有以下 6 个方面的表现：

◆**持续发烧 5 天以上，发烧大多在 38 ~ 40℃。**

感冒通常发烧 3 ~ 5 天会自动退烧，超过 5 天的高烧一定要去医院明确诊断。另外，与感冒相比，川崎病患儿发病初期常常食欲不振，精神不好，多数在发病之初就比较严重；而感冒的患儿发病初期常常吃、喝、玩不误，精神状态还好。

◆**双侧白眼球、结膜充血，但没有眼部分泌物。**

◆**口腔和咽部黏膜充血，嘴唇发红干裂，并呈现草莓样舌。**

◆**颈部淋巴结肿大。**这一症状是所有主要症状当中出现频率最低的一个，2 岁以下患儿出现的比例可以低到 50%，很多 2 岁以下患儿不会出现颈部淋巴结肿大。

◆**躯干部形成多形性红斑，但没有水疱或结痂。**红斑或者是渐渐消退，或者是形成更大的斑，像地图一样。

◆**发病初期掌心和脚心出现红斑，手心和脚心红肿，如同冻疮一样硬肿。**发病的第 10 ~ 15 天进入恢复期，开始出现手指和脚趾的膜状脱皮。

对川崎病的诊断比较简单，6 个症状中只要出现 5 个就可以确诊。如果 6 个症状中只出现 4 个，但通过超声心动检查或心血管造影检查证实了冠状动脉瘤（或动脉扩大），在排除其他疾病的基础上可以确诊为川崎病。

川崎病病症出现的时间

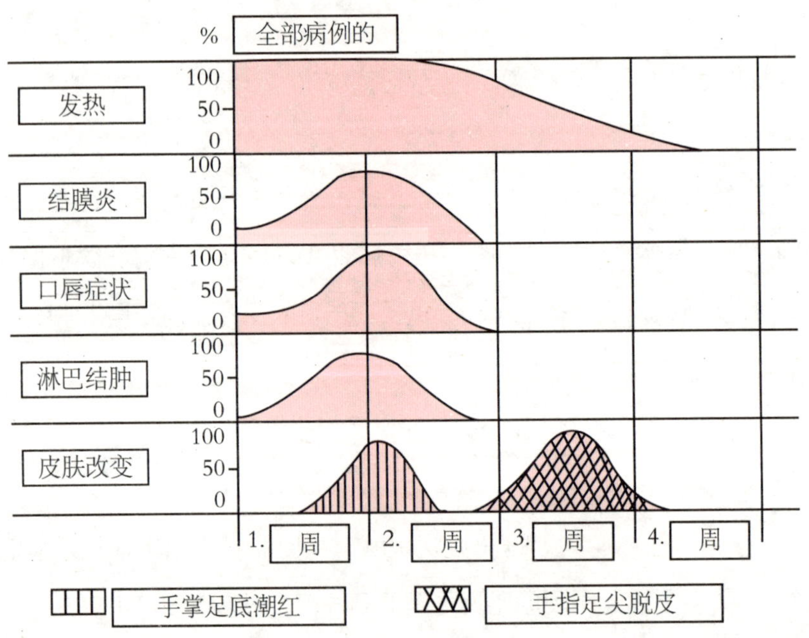

阿司匹林为治疗川崎病主要用药之一

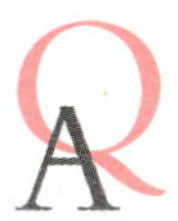

治疗川崎病都会用到什么药物呢？

抗生素治疗此病无效。主要有下列两种治疗药物：

◆**阿司匹林。**早期需要的剂量会比较大，主要是针对炎症，后期继续使用小剂量的阿司匹林，主要是防止血小板聚集、预防冠状动脉的血栓形成。这很好理解，从药理学分类上看，阿司匹林属于非甾体消炎药，有消炎的作用。另外，小剂量阿司匹林（75 ~ 100 毫克）有抗血小板聚集作用，因此现在广泛作为抗血栓药使用。

◆**大剂量的丙种球蛋白。**90% 的患儿对丙种球蛋白都是敏感的，所以，推荐在发病的 7 ~ 10 天内使用大剂量丙种球蛋白进行治疗，一般在给药 48 小时之内，持续的高热就可能退下了，也可以减少冠状动脉病变的发生率。患儿通常在 1 周左右就可以出院。由于冠状动脉的病变有可能滞后，所以在出院后的 2 个月内，要继续服用小剂量的阿司匹林，并定期进行心脏彩超或者心电图的复查。

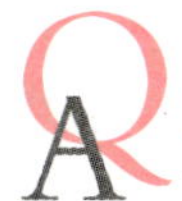

宝宝发烧了，家里有阿司匹林，可以用来给他退烧吗？

阿司匹林是人人皆知、家庭常备的药品，许多人甚至总结出了“头痛发烧，阿司匹林一包”的生活经验。然而，研究发现，如果给患有病毒感染的宝宝服用此药，容易引发雷耶综合征——一种由阿司匹林引起的以神经精神症状为主的疾病，病人会表现出过度疲劳、异常兴奋、频繁呕吐、体温高和肝功能异常等症状，死亡率可达 30%。因此，所有阿司匹林的药品说明书里都会有这样一句话：“16 岁以下的儿童和青少年不宜服用本品，除非有明确的适应证，如川崎病。”所以阿司匹林不能用于宝宝退烧，只有确诊是川崎病时才必须给宝宝用阿司匹林，此时使用阿司匹林是出于消炎和抗凝的目的。

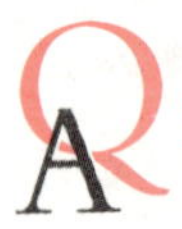

宝宝服用阿司匹林，是饭前吃还是饭后吃呢？

宝宝因为川崎病服阿司匹林，为了方便服用，在我们医院常常使用泡腾片冲水服用，最好饭后吃，以避免对胃肠道的刺激。泡腾片主要由药物与泡腾崩解剂压制而成，当它放入水中后，会发生化学反应，释放出二氧化碳，二氧化碳气泡会搅动水体，能帮助药物快速分散和溶解。常见的有维生素 C 泡腾片、维生素 E 片及阿司匹林、双黄连、板蓝根。由于崩解产生的大量泡沫增加了药物与病变部位的直接接触，更好地发挥其疗效，所以泡腾片还用于阴道疾病等的防治用药，像洁尔阴、妇炎平泡腾片等。

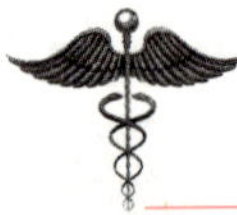

服用泡腾片时的注意事项

使用泡腾片时，切记一定要用水溶解后饮用，千万不要直接放入口中吞服或含服，否则有引起窒息的危险。

家长朋友尤其要注意，不能让孩子自行服用泡腾片。应先取适量凉开水或温开水，将一次用量的药片投入其中，待气泡完全消失（药物全部溶化）后，摇匀，再让孩子服下。

除了将泡腾片正确溶解后再给孩子饮用之外，使用泡腾片时，还应注意以下几点：

◆要现喝现泡，若放置过久，溶解于水中的药物会因氧化而失效。

◆用水不能超过 80℃。水温过高会使药物部分或全部失效。

◆不能用茶水或饮料泡服，因为有可能发生化学反应，生成有害物质。

◆泡腾片在保管过程中，如果密闭不严、受热或受潮，泡服时会出现不溶物、沉淀、絮状物等，此时不宜再服用。

患了川崎病，某些疫苗需延后接种

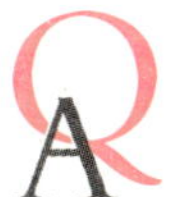

宝宝得了川崎病，在医院内用了丙种球蛋白，宝宝再过几天就该打水痘疫苗了，请问可以接种吗？

如果宝宝注射了丙种球蛋白治疗川崎病，通常建议 9 个月内不要接种麻疹疫苗和水痘疫苗这类活疫苗，因为这期间接种活疫苗有可能不产生抗体，也就是说有可能打了白打，疫苗起不到应有的保护作用。等 9 个月后再接种也不迟。

一图看懂 川崎病用药

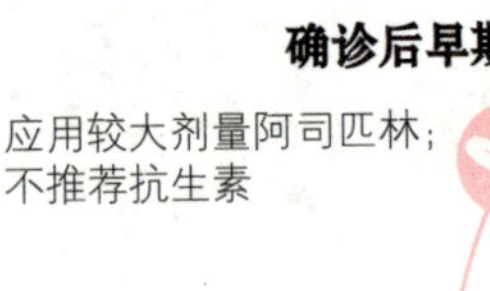

确诊后早期

应用较大剂量阿司匹林；不推荐抗生素

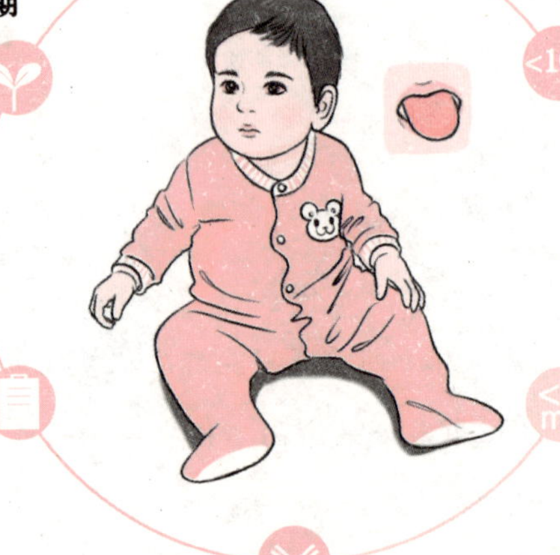

发病10天之内

<10d 大剂量丙种球蛋白；一般给药48小时内高热就可退下

复查

出院后1个月、3个月、6个月及1~2年分别进行复查；包括心电图、心脏彩超

出院后2个月内

<2 mo 继续服用小剂量阿司匹林；有冠脉病变时，用药直至冠脉恢复正常

使用丙种球蛋白9个月内

不要接种活疫苗（麻疹、水痘等疫苗）

注：d 表示“天”，mo 表示“月龄”。

选择阿司匹林泡腾片方便宝宝服用

饭后
先取适量凉开水或温开水
将1次用量的泡腾片投入其中
待气泡消失后，摇匀服下
禁 直接吞服/含服
禁 水温＞80℃
禁 茶水/饮料泡服
禁 久置后服用

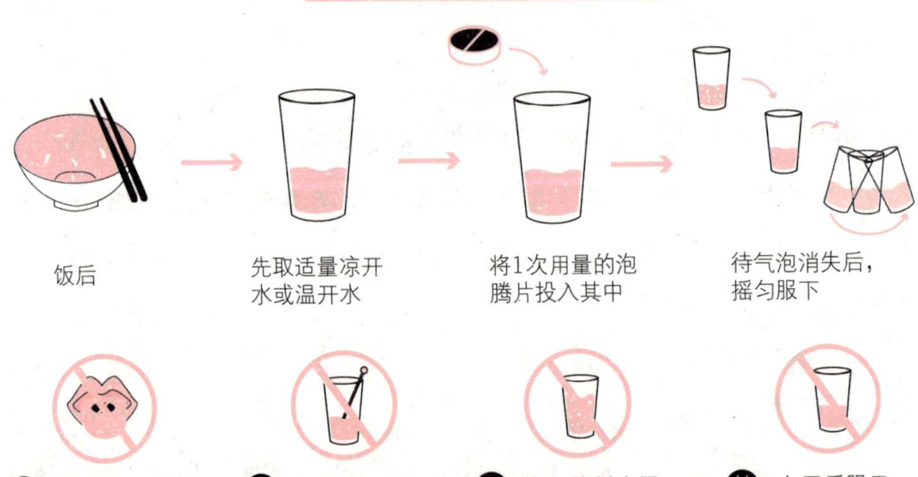

10

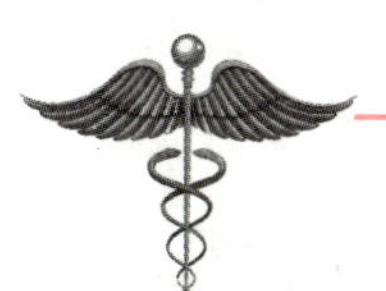

60年安全验证：远离蚊虫叮咬还得靠驱蚊液

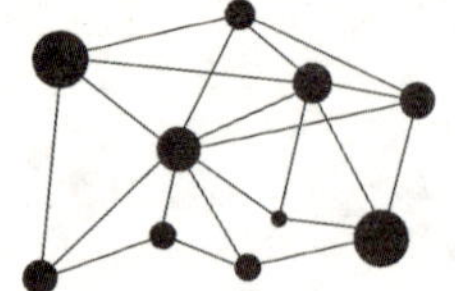
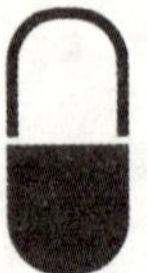

每到夏天，最让妈妈们烦心的就要数恼人的蚊虫了，孩子白嫩的肌肤上被咬出一个个红肿的大包，妈妈真是看在眼里，疼在心中。

亮亮家住在一层，是自带小花园的那种，所以家中常常有蚊虫光顾。尽管开门、关门都很小心，家里也准备了电蚊拍，平时看护亮亮的奶奶更是随时注意家里是否有这些讨厌的不速之客，但亮亮的脸上、腿上、胳膊上还是出现了星星点点的红包。

搂着因为瘙痒而把自己皮肤都抓破的孙子，奶奶真是心疼坏了，可无论怎么叮嘱，亮亮还是忍不住去抓，直到抓破了，似乎痒感减轻了才罢休。

看着孩子身上越来越多的大小红疙瘩，一家人都坐不住了，凑在一起，召开了紧急会议，就防蚊虫问题，每位家庭成员都有任务在身。

爸爸马上去花园除杂草，修剪树枝，并在门口喷洒了杀虫剂；妈妈去给亮亮买了一个蚊帐；爷爷负责不定时巡视，及时发现蚊虫以及孩子被叮咬的情况；奶奶则出门和隔壁邻居取经，看看人家有什么防蚊虫的好方法。

很快，蚊帐就装上了，妈妈从网上买回的淡蓝色纱帐正好包裹住亮亮的小床，非常漂亮，一家人都表示很满意。晚上，妈妈把亮亮哄

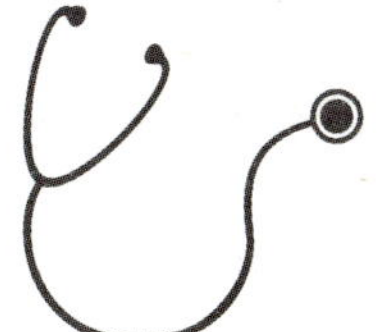
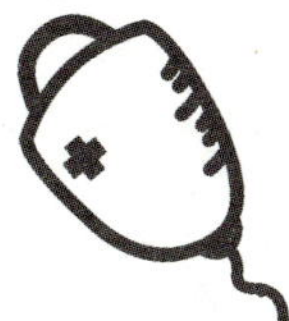
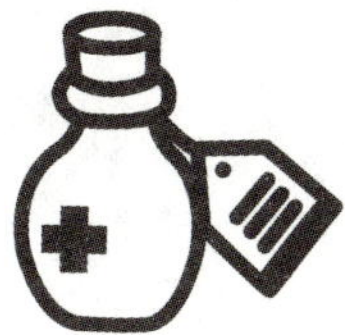

睡，悄悄放回小床里，然后小心确定了蚊帐里面肯定没有蚊子，才把蚊帐拉好，放心去睡了。

亮亮 1 岁多了，平时都能一觉睡到三四点，可那天，才到一点钟，亮亮就放声大哭，亮亮妈猛然从梦中惊醒，赶忙来到小床查看，发现亮亮正拽着蚊帐，满头大汗，哭个不停。妈妈把亮亮抱出来，好一顿安抚，最后还是喂了母乳，亮亮才慢慢睡着了。

把亮亮放回小床，妈妈本以为他可以像往常一样，睡到天明，谁知，过了两个小时，亮亮又哭开了，还是满头大汗。就这样折腾了一夜，亮亮妈醒了三四回。

顶着黑眼圈的亮亮妈又召开了家庭会议，家庭成员分析，估计是网上买的蚊帐透气性较差，孩子不适应，感觉憋闷，所以夜醒频繁。于是，一家人一致决定，让亮亮妈去大型的商场超市看实物购买，选择透气性好的。

奶奶分享了和邻居取到的经，说：“人家孩子都喷驱蚊花露水，要不咱也给亮亮喷点？”

妈妈马上反对：“网上说了，驱蚊花露水里都有农药！”

奶奶一听农药，吓坏了，说：“那可不敢给孩子用。”然后想了想，又说，“还有什么驱蚊手环、驱蚊贴，说是纯天然的，用那些东西可以吗？”

“那应该行吧。”爸爸觉得没问

题，麻利就给买回来了。

拿着驱蚊手环，妈妈心里还是怀疑，一方面怀疑是不是真的“纯天然”，另一方面也怀疑它的驱蚊效果。正好时值周末，一家人要带亮亮去公园玩，妈妈思来想去，还是给孩子戴上了。

不知道是公园的蚊子太多，还是驱蚊手环没用，亮亮的腿上被叮了两个大包，又红又肿，严重程度远远超过了在家被咬的程度，奶奶说：“肯定是毒蚊子咬的。”一家人简直愁死了：家里的蚊子问题还没解决，孩子又被外面的蚊子咬成这样，到底有没有什么安全有效的办法对付蚊子啊？

蚊虫叮咬用药的常见问题

炉甘石洗剂、薄荷膏均可止痒

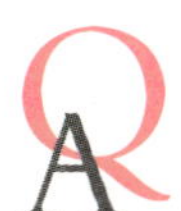

一天晚上孩子被咬了十多处，而且有些部位红肿厉害。这样的情况会导致孩子发高烧吗？应该怎么处理效果好一些呢？

如果蚊子叮咬后传播了传染性疾病，有可能会导致孩子发烧，登革热和日本乙型脑炎属于蚊虫传播的传染病。如果没有传染病，一般不会发烧，可以选择外用炉甘石洗剂止痒，选择冷敷和避免宝宝抓挠等措施来对症处理。

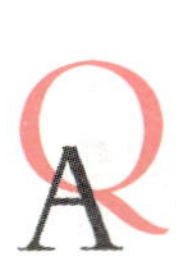

我家宝宝 3 周岁 4 个月，皮肤容易过敏，被蚊虫叮咬后很容易起大包，又肿又痒，擦药都不太管用。如果抓破了还很容易留疤，去年蚊叮的印子到今年还在呢，看着孩子痒得难受心里真不是滋味。请问有什么妙招吗？可以给小孩吃一些消炎抗过敏的药吗？

蚊子叮咬人体后分泌毒液，人体识别后会有防御反应，释放炎性物质组胺，产生瘙痒肿胀的症状。如果是过敏体质的孩子，蚊虫叮咬后的症状比较厉害的话，可以在户外活动之前的两三个小时内服用一剂抗组胺抗过敏药物，比如氯雷他定糖浆或者西替利嗪滴剂。被咬后可以使用持续冷敷的方法消肿止痒，如取毛巾包冰块敷在被叮咬的部位，可以每两三个小时进行一次，被咬后肿胀得厉害时，尽快服用抗过敏药也可以消肿止痒。

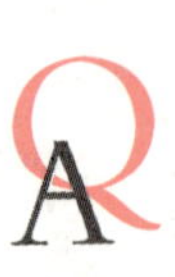

昨晚宝宝被蚊子叮咬后，开始时疙瘩不明显也不发红，从上午开始疙瘩发红，红色面积变大，要好多天才能消。这种疙瘩擦炉甘石洗剂和芦荟都没有效果，应该怎样消除疙瘩呢？

炉甘石洗剂的作用是止痒，芦荟的作用是促进伤口修复，对于消肿都没有特别明显的作用。消肿需要靠持续冷敷的措施，瘙痒和肿胀严重，冷敷无效时，可以考虑短期少量使用含激素的弱效药膏如 0.1% 的丁酸氢化可的松。应及时剪短宝宝指甲，避免抓挠肿胀处，否则可能因抓破而导致细菌感染。如果皮肤已经被抓伤、溃破，就不能乱涂激素药膏了，应涂红霉素软膏或者莫匹罗星软膏治疗和预防细菌感染。

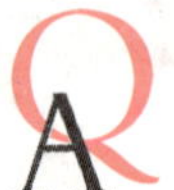

宝宝被蚊虫叮咬后容易起包，怎样做可以快速有效地防止起包？我现在用的是曼秀雷敦的薄荷膏，可以吗？

曼秀雷敦的薄荷膏可以用于 2 岁以上的宝宝消肿止痒，避开溃破的皮肤即可。蚊虫叮咬后立刻用碱性皂液清洗可以防止起包，因为蚊虫叮咬人时会释放出酸性物质，及时用碱性皂液清洗可以中和酸性物质，同时要持续冷敷。

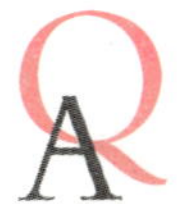

3 个月大的宝宝脸上被蚊子叮了一下，可以用 Burt's Bees 小蜜蜂紫草膏吗?

小蜜蜂紫草膏在其美国官网上的介绍是用于提神醒脑、缓解疲劳的户外用品，相当于中国清凉油的作用，适用人群是 2 岁以上儿童及成人，不适用于 2 岁以下的宝宝。

驱蚊花露水，合理使用安全无忧

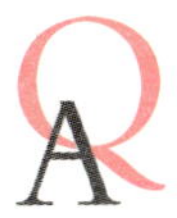

喷花露水等于喷农药?

经常有网友在微博上惊呼："驱蚊的花露水中含农药成分避蚊胺，有农药批准文号，我每天喷花露水，是往身上喷农药啊！"一时间网友争相转发，引发大众恐慌。尤其是家有小宝宝的父母更是恐慌：这含农药的驱蚊液能给宝宝用吗？人们担心的是驱蚊花露水中的避蚊胺（DEET）成分，其实这个成分是于 1946 年由美国农业部开发研制的，当时主要给战场上的士兵用，用了 11 年后于 1957 年在美国环保局（EPA）登记注册开始民用。它用于驱蚊已经有将近 60 年的历史，是研究和应用最广的驱蚊成分，至今在安全性和有效性两方面仍是其他驱蚊产品的"参考标准"。可以看出，它从研发的那一刻起就是农药。在中国，驱蚊液归农业部监管，因此会有农药批准文号。在美国，驱蚊液归环保局监管，因此要先在环保局登记。

俗话说得好："抛开剂量谈毒性都是耍流氓。"一个使用了 60 年的驱蚊成分，可以检索到大把的研究资料支持它的安全性和有效性，只要严格按照说明书正确涂抹，就是安全的，因此美国儿科医师协会认为两个月以上宝宝就可以使用避蚊胺含量在 30% 以下的产品。目前超市里卖的绝大多数驱蚊花露水中避蚊胺的含量都低于 30%，它的浓度越高不是作用越强，而是驱蚊时间越长。7% 避蚊胺含量的驱蚊花露水驱蚊时间大概是 2 小时，24% 避蚊胺含量的驱蚊花露水驱蚊时间可达 5 ～ 8 小时。超过 50% 的不会维持更长时间，因此通常建议选择含量 30% 以下的避蚊胺产品以达到日常驱蚊的目的。

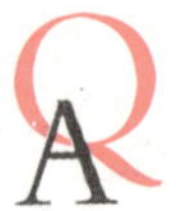

除了避蚊胺成分外，还有哪些驱蚊成分临床证实安全有效?

临床证实安全有效的驱蚊液成分除了避蚊胺外，还有美国疾病预防控制中心推荐的柠檬桉叶油（Eucalyptus Oil）、伊默宁（也叫驱蚊酯）以及用于衣物上的杀虫剂氯菊酯（Permethrin）。除了最后的杀虫剂氯菊酯成分外，其他的成分都不直接杀死蚊虫，而是干扰蚊虫的感觉器官，使得蚊虫感受不到人体发出的气味，找不到人的身体而无处下嘴。柠檬桉叶油说着有点拗口，实际上其“中药”产品大家都很熟悉：含薄荷脑、樟脑、桉油、丁香酚、水杨酸甲酯的风油精和含薄荷脑、薄荷油、樟脑油、樟脑、桉油、丁香油、桂皮油、氨水的清凉油都属于此类。2 岁以下宝宝不建议使用此类产品，因为怕误服，也怕溃破处涂太多引起全身吸收，全身吸收太多可能会产生神经毒性。另一种驱蚊成分伊默宁又被称作“驱蚊酯”，降解快，因此低毒，但与有效性相关的研究不多，有些研究显示由于降解快而导致有效防蚊时间短，有些研究又表明防蚊时间也还可以，目前尚存争议。

有效的驱蚊液成分

驱蚊液成分	原理	注意事项
避蚊胺（DEET）	不直接杀死蚊虫，而是干扰蚊虫的感觉器官	是研究和应用最广的驱蚊成分，2个月以上宝宝即可使用
柠檬桉叶油（Eucalyptus Oil）		2岁以下宝宝不建议使用此类产品
伊默宁（也叫驱蚊酯）		防蚊有效性尚存争议
氯菊酯（Permethrin）	直接杀死蚊虫	使用于衣物上，不要直接涂抹于皮肤上

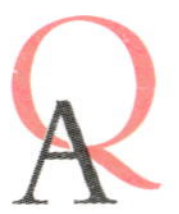

驱蚊花露水要如何使用才最安全？

购买驱蚊类产品建议去正规商场、药店或药房购买，仔细查看有效驱蚊成分，买正规厂家生产的含上述驱蚊成分的产品，产品包装上应含有下列重要信息：批准文号、生产批号、有效期、有效成分、如何正确使用、使用时的禁忌证等，最好能有厂家免费咨询电话，使用过程出现问题时可以咨询。不建议网淘驱蚊类三无产品，网淘的三无产品无法保证质量。

驱蚊花露水应只用于暴露在外的皮肤上，不能喷洒太多，不能接触伤口，不能接触眼和嘴，在耳朵部位也要少用，脸上使用时不能直接喷，应先喷到手上，之后避开口、眼、鼻，小心用手涂抹到脸上。驱蚊花露水等驱蚊液会腐蚀塑料、皮革、家具和合成纤维，因此也不要喷在这些物品上面，尤其要保护好包包和丝袜。经常有女士将驱蚊液往穿着丝袜的腿上喷，结果丝袜成了渔网。

给宝宝涂驱蚊花露水时，不要让宝宝自己涂，应先将花露水喷在大人手上后再涂抹到宝宝身上，但不要涂在小宝宝的手上（防止经手入口）。驱蚊液只限于室外使用，从室外返回室内应立即用含皂液的水清洗身上的驱蚊液。

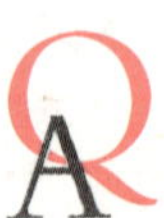

我家宝宝1岁了，前两天使用了驱蚊胺7%的驱蚊花露水，结果第二天起了一片红点，医生说是花露水过敏，可是这个不是6个月以上的宝宝就可以使用的吗？

任何药物都有引发过敏的可能性，说6个月以上宝宝可以用，并不是说能完全保证不过敏。因此敏感体质的宝宝慎用，一旦过敏要立刻停用。

物理防蚊为蚊子布下天罗地网

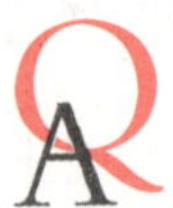

药物以外的驱蚊手段都有哪些？

通常我建议6个月以下的宝宝物理防蚊。物理驱蚊手段包括：

◆要在宝宝活动的居室内安装纱窗、纱门；

◆夜里给宝宝使用蚊帐；

◆准备一个电蚊拍随时消灭室内的零星蚊虫；

◆尽可能使用空调或风扇把居室温度控制在26℃以下，以避免宝宝出汗过多，因为出汗多也容易招蚊子；

◆带宝宝外出时，应避开黄昏和黎明蚊虫活跃的时间段；尽量给宝宝穿薄的、浅色的长袖衣裤外出；注意远离草坪、花坛、水池等蚊虫聚集的地方。

家居环境也要做到以下几点：

◆检查家里盆盆罐罐、地漏、下水道、花盆等有积水处，有盖子的盖上，能换水的勤换水。地漏、下水道等处防止积水，并时常喷点杀虫剂，不给蚊子生存空间。

◆家中水生植物要定期换水。

◆注意关好纱窗、纱门，不要门户大开让蚊子长驱直入。

◆不要把易拉罐、矿泉水瓶、鸡蛋壳等容易积水的垃圾乱扔，垃圾桶最好用有盖的那种。

◆如果出差或长期不居住，把抽水马桶的盖子盖上，把洗手池、水池里的水放干净，以防蚊子产卵。

民间驱蚊偏方并无有效证据

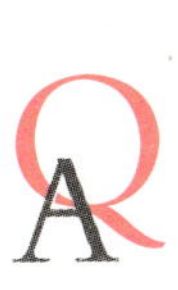

我家宝宝刚过百天，请问用维生素 B_1 溶液洒到孩子身上能否防蚊？也有人说用一滴香油（芝麻油，简称“麻油”）滴在手上，两只手抹一下，涂在宝宝手和脚上，最后手上没油了，但还有香油的味道，就轻拍一下宝宝的脸，蚊子就不会咬宝宝了，是真的吗？

民间有各种各样的驱蚊妙招，但目前没有哪一个妙招被严谨的临床对照试验证实有效，比如用维生素 B_1 片碾碎溶水喷涂皮肤或者用香油来驱蚊，都没有可靠的临床证据证实它们有效。但由于维生素 B_1 是水溶性维生素，香油是可以吃的食物，将它们喷涂在皮肤上也不会有什么伤害，因此想尝试的朋友不妨亲身试试，但切记，别在宝宝身上试，如果自己试了无效，要及时给宝宝使用上述有科学依据的驱蚊产品。

流行驱蚊手段很多是忽悠

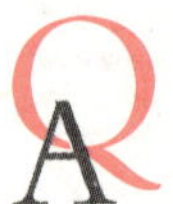

朋友推荐我给宝宝使用驱蚊贴、驱蚊手环或者驱蚊中药包，这些驱蚊产品可以给宝宝用吗？

一些妈妈盲目地担心驱蚊液会伤害宝宝，于是给宝宝使用驱蚊贴、驱蚊香包或驱蚊手环等。事实上，这些方法的驱蚊疗效同样没被严谨的临床对照试验证实，常常看到使用这些产品的宝宝不可避免地被蚊虫叮咬一身的红包。

止痒

炉甘石洗剂

防止肿包

曼秀雷敦薄荷膏（2岁以上）；
碱性皂液及时清洗

消肿的物理手段

每2~3小时冷敷一次

严重肿胀、瘙痒

0.1%丁酸氢化可的松外涂
或尽快服用抗过敏药

皮肤抓伤

细菌感染：红霉素软膏、莫匹罗星软膏

推荐的驱蚊药成分

避蚊胺（最可靠）；
柠檬桉叶油（2岁以上）；
杀虫剂氯菊酯；
驱蚊酯

不推荐的驱蚊方式或手段

网淘驱蚊类三无产品；
维生素B1溶液、香油；
驱蚊贴、手环、中药包

严重过敏体质宝宝的预防措施

户外活动前2~3小时，
服用氯雷他定糖浆或
西替利嗪滴剂

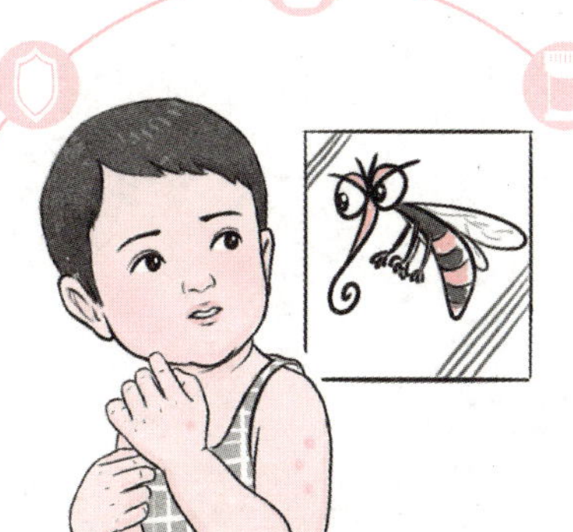

如何安全使用驱蚊花露水？

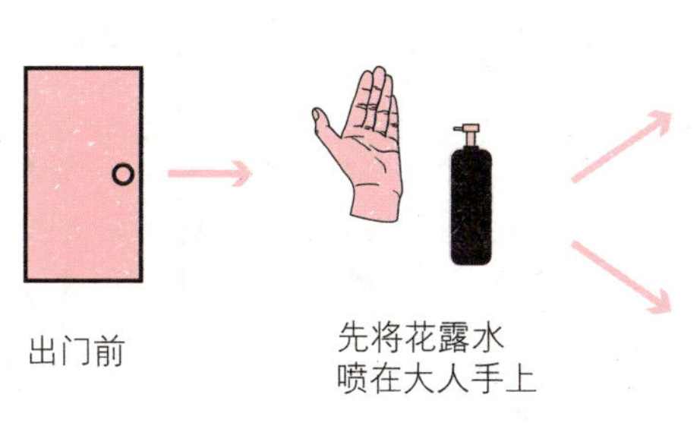

出门前

先将花露水
喷在大人手上

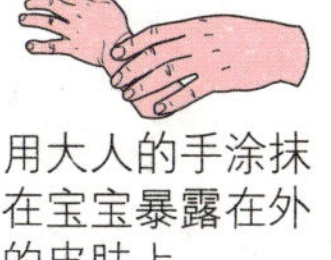

用大人的手涂抹
在宝宝暴露在外
的皮肤上

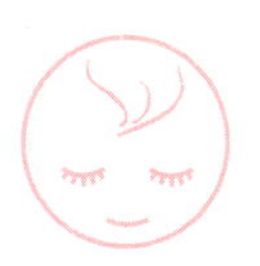

避开宝宝的手、
口、眼、鼻；
避开伤口

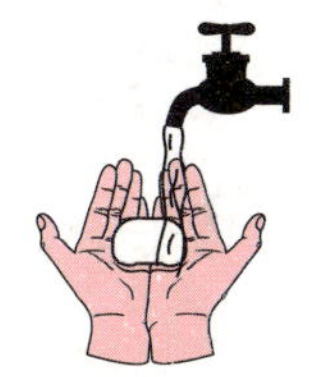

回家后，立即
用含皂液的水
清洗掉宝宝身
上的花露水

冀药师提醒

出现下列情况，家长需要带宝宝及时就医

1. 蚊虫叮咬后出现发烧症状；
2. 大面积蚊虫叮咬后皮肤感染造成脓疱或者溃破流黄水。

11

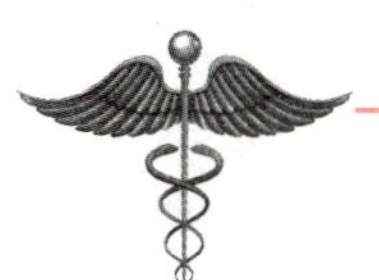

维生素D，宝宝成长不能少

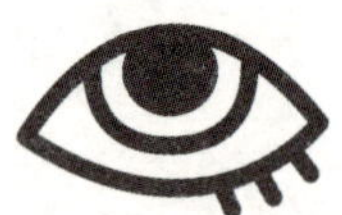
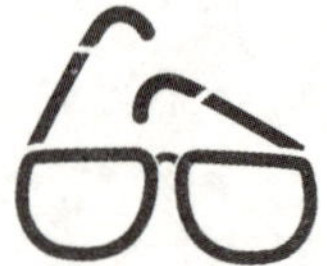
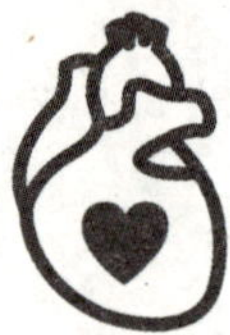

自从怀上轩轩，轩轩妈妈就加入了“海淘”大军，从奶瓶、配方奶，到童车、童装，一水儿的外国货。说起来，轩轩妈妈也是十分无奈，“海淘”费力费钱不说，还费事。但由于实在是对国内的产品安全不放心，轩轩妈妈还是坚定地走在了“海淘”的路上。

转眼间，轩轩就出生了，坐月子的轩轩妈妈也没闲着，又遇到了海淘新课题——到底买哪种维生素D好？

通过孕期学习，轩轩妈妈知道，小儿佝偻病是由于缺乏维生素D引起的，而母乳中又缺少维生素D，所以需要额外补充。于是，轩轩妈妈就想给轩轩“海淘”一款维生素D。

医院给轩轩开了“伊可新”带回家，轩轩妈妈仔细看了看，发现这种药品的名称叫作维生素A+D合剂，除了维生素D，还有维生素A。上网搜索了一下，她发现国外网站销售的基本都是单独的维生素D。轩轩妈妈的第一个疑惑来了：是单补维生素D好呢，还是维生素A和维生素D两种一起补好呢？

另外，轩轩妈妈在搜索的时候，发现在关联商品里还有很多“鱼油”（fish oil）类产品。轩轩妈妈的第二个疑惑又来了：“鱼油”和老百姓平时说的“鱼肝油”只有一字之差，是同一种东西吗？

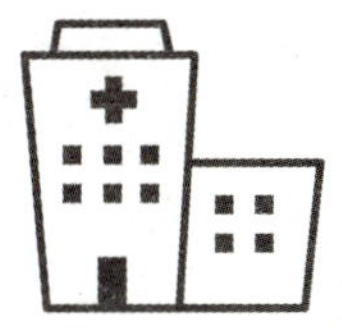
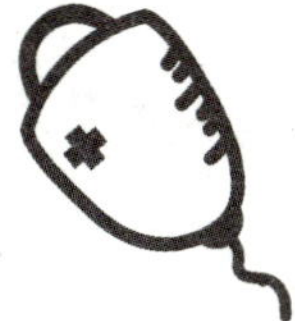
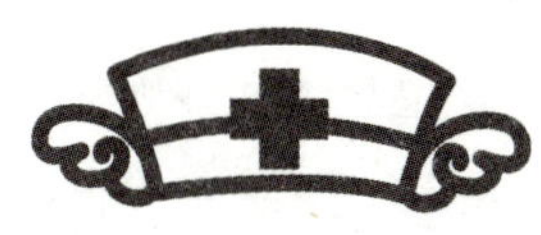

因为有了这些疑问，所以轩轩妈妈没有下单购买，而是在网上给我留言询问。我回复她，只推荐给宝宝常规补充维生素 D，并不推荐补充维生素 A，所以选择一款适用于婴儿的单独的维生素 D 制剂就可以了。至于鱼油和鱼肝油，它们是两种不同的东西，“鱼肝油”是维生素 A+D 合剂的俗称，而“鱼油”是 DHA 的俗称，因为 DHA 在海鱼中含量高，所以俗称鱼油。

听了我的解释，轩轩妈妈解开了心中的疑惑，但随之又产生了新的问题，她继续在网上留言咨询我：既然不建议补充维生素 A，那医院给开的维生素 A+D 合剂还能吃吗？会不会对孩子有害？我听说 DHA 对大脑发育好，那需不需要再给孩子买点鱼油，一块吃上？

轩轩妈妈的这些问题，也有很多网友问过我，我告诉她，虽然不推荐额外补充维生素 A，但吃维生素 A+D 合剂问题不大，也不用担心维生素 A 过量的问题。至于鱼油，

? 你知道吗

“鱼肝油”是维生素A+D合剂的俗称；而“鱼油”是DHA的俗称，因为DHA在海鱼中含量高，所以俗称鱼油。它们是两种不同的东西。不建议给宝宝常规补充鱼油。

不要轻信广告，目前并没有临床证据表明宝宝补充鱼油有利于大脑发育，因此不建议常规补充，还是应该从鱼类等饮食中摄取DHA。

? 你知道吗

给宝宝单吃维生素A+D合剂（伊可新），不用太过担心维生素A过量的问题。

听了我的解释，轩轩妈妈终于心满意足了。她放心地为儿子海淘了一款婴幼儿维生素D滴剂，下了单，就等着千山万水地运过来了。

补充维生素 D 的常见问题

宝宝佝偻病不是缺钙而是缺维生素 D

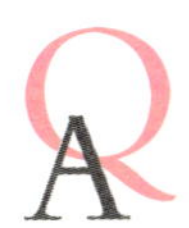

听说不给宝宝补钙会得佝偻病，佝偻病是什么病？

佝偻病的全称是维生素 D 缺乏性佝偻病，是由于宝宝体内维生素 D 摄入不足，引起钙、磷代谢紊乱，产生的一种以骨骼钙化障碍为特征的全身、慢性、营养性疾病。从定义就可以看出，佝偻病和维生素 D 的摄取不足相关，不是钙，可以通过摄入充足的维生素 D 来预防，而不是补钙预防。这一疾病的高危人群是 3 岁以内的（尤其是 3 ～ 18 个月）宝宝。

佝偻病的主要表现为生长最快部位的骨骼改变，并可影响肌肉发育及神经兴奋性的改变。年龄不同，临床表现不同。早期见于 6 个月以内，特别是 3 个月以内的小婴儿。多为神经兴奋性增高的表现，如易激惹、烦闹、多汗刺激头皮而摇头等。当病情继续加重，会出现钙、磷代谢失常的典型骨骼改变：6 月龄以内婴儿佝偻病以颅骨改变为主，前囟边缘软，颅骨薄，轻按有“乒乓球”样感觉。6 月龄以后，骨缝周围也可有乒乓球样感觉，但额骨和顶骨中心部分常常逐渐增厚，至 7 ～ 8 个月时，头型变成方颅，头围也较正常增大。骨骺（长骨两端膨大部分）端因骨样组织堆积而膨大，沿肋骨方向于肋骨与软骨交界处可触及圆形隆起，从上至下如串珠样突起，以第 7 ～ 10 肋骨最明显，称佝偻病串珠；严重者，在手腕、足踝部亦可形成钝圆形环状隆起，称手、足镯。1 岁左右的宝宝可见到胸骨和邻近的软骨向前突起，形成“鸡胸样”畸形；1 岁后，开始站立与行走后双下肢负重，可形成严重膝外翻（“O”形）或膝内翻（“X”形）样下肢畸形（如下图）。

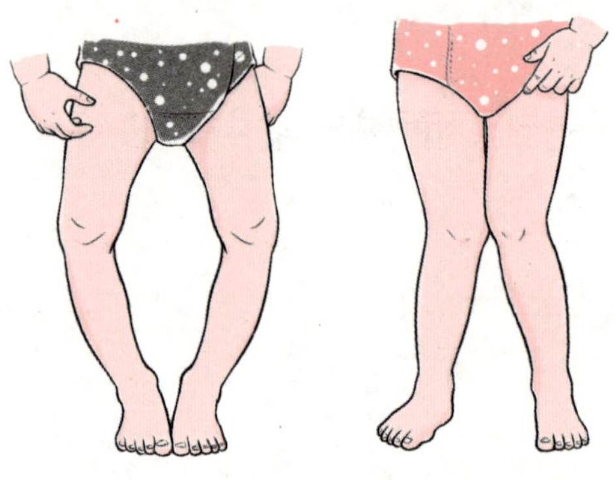

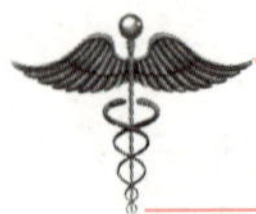

维生素D的作用

维生素 D 在人体内一方面促进肠道从饮食中吸收钙和磷；另一方面促使钙、磷沉着于新骨形成部位，促进骨组织的成熟。对宝宝而言，摄取足够生理需求的维生素 D 主要是为了预防佝偻病；而对成年人而言，摄取足够生理需求的维生素 D 主要是为了预防骨质疏松，防止骨折。

维生素D除了对骨骼有益外，一些正在进行的研究还表明它可以改善肌肉系统、心血管系统、神经系统和免疫系统的功能。例如，最近美国睡眠医学会完成的一项新研究发现，维生素D水平与白天易犯困之间存在重要关联，尽管目前还不能断言两者之间存在因果关系，但提示了或许维生素D可以替代咖啡来提神醒脑。国内方面的文献如2011年李敏等发表的《25羟维生素D水平与心血管疾病关系的Meta分析》表明：维生素D营养状况与心血管疾病发病相关，提示或许可以通过补充维生素D降低心血管疾病的发病率。

如何判断是否缺乏维生素 D

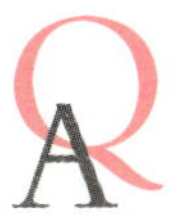

维生素 D 缺乏的原因是什么?

阐述维生素 D 缺乏的原因之前，需要先了解人体维生素 D 的两个天然来源。

一个是人体自身合成。暴露在阳光下，阳光中的紫外线照射人体皮肤，皮肤自身便会合成维生素 D。自身合成维生素 D 的量取决于年龄、皮肤颜色、暴露时间、季节等。一般而言，随年龄增长维生素 D 的合成量会降低，浅色皮肤比深色皮肤合成得更多，暴露时间越长合成得越多，夏季比冬季合成得多。有研究表明，骄阳似火的 7 月，健康年轻白人着泳衣在户外暴晒 15 分钟，约可产生 10000 IU（国际单位）的维生素 D。

另一个是饮食摄取。富含维生素 D 的食物主要包括鱼类、鸡蛋黄、强化维生素 D 的牛奶、强化维生素 D 的面包以及其他强化维生素 D 的食物。

了解了维生素 D 的来源，能够较好地解释造成维生素 D 缺乏的原因，主要也是这两个方面：一是缺少阳光照射。阳光中的紫外线不能透过普通玻璃，因此室外活动少的人，维生素 D 生成不足；而户外活动多的人，通常也不建议采用在阳光下暴晒的方法获取维生素 D，因为这样有导致皮肤癌的风险。烈日下仍然要以对皮肤的防晒护理为主，涂抹了防晒霜的皮肤也不能合成足够身体需要的维生素 D；高层建筑物阻挡阳光照射、大气污染（如烟雾、尘埃）吸收了部分紫外线、冬季阳光照射减少等因素均会影响皮肤合成维生素 D。二是饮食摄入不足。天然食物中维生素 D 含量少，如乳类（包括人奶及牛、羊奶等）、肉类等含量较少，谷物类、蔬菜、水果几乎不含维生素 D。中国强化维生素 D 的食物又不多，因此富含维生素 D 的食物选择很有限。

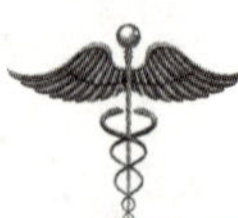

如何判断是否缺乏维生素D

维生素 D 在人体内先由肝脏的酶催化生成 25 羟维生素 D，再由肾脏的酶催化生成具有生物活性的 1,25 - 二羟维生素 D。通常，临床检测人体是否存在佝偻病的风险，参考的既不是微量元素的值，也不是骨密度的值，而是血清中 25 羟维生素 D 的值，数值小于 20 纳克 / 毫升被认为是维生素 D 缺乏。

美国有研究发现，在波士顿地区（北纬 42°）的冬天，18 ~ 29 岁的健康人血清中 25 羟维生素 D 值小于 20 纳克 / 毫升者达到了 32%。维生素 D 缺乏的人口比例在中国更高，建议缺乏户外运动的成年人在体检时测一下血清 25 羟维生素 D 的值，以便及时知道自己是否属于维生素 D 摄取不足的人群。

维生素 D 的补充需要系统管理

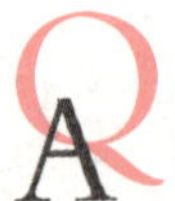

不同人群对维生素 D 的生理需求量是多少？如何预防维生素 D 缺乏？

根据美国医学研究所 2010 年公布的数据，不同年龄人群每天生理需求的维生素 D 量分别是：1 岁前的宝宝需要 400 IU，1 ~ 70 岁的人需要

600 IU，70 岁以上的老人需要 800 IU。

《中华儿科杂志》编委会与中华医学会儿科学分会儿童保健学组、全国佝偻病防治科研协作组达成的共识是：鉴于佝偻病多见于 3 岁以内的宝宝，佝偻病的预防应从孕期开始，以 1 岁以内婴儿为重点对象，并应系统管理到 3 岁。他们给出的建议如下：

◆**孕妈妈应经常进行户外活动，进食富含钙、磷的食物。**孕后期在秋冬季的女性宜每天适当补充维生素 D 400 ～ 1000 IU。使用维生素 A 和维生素 D 合剂时，为避免维生素 A 中毒，维生素 A 每天摄入量应小于 1 万 IU。

◆**宝宝应该尽早进行户外活动，逐渐达到每天 1 ～ 2 小时的户外活动时间，尽量暴露宝宝身体部位，如头面部、手足等。**

◆**宝宝（尤其是纯母乳喂养儿）出生后 2 周每天摄入维生素 D 400 IU 至 2 岁。**

◆**高危人群如早产儿、低出生体重儿、双胞胎出生后就应该每天补充 800 ～ 1000 IU 维生素 D，3 个月后改为每天 400 IU。**

预防维生素 D 缺乏的系统管理

人群	补充方式	注意事项
孕妈妈	·经常进行户外活动； ·进食富含钙、磷的食物； ·孕后期在秋冬季每天适当补充维生素 D 400 ～ 1000 IU	维生素 A 每天摄入量应小于 1 万 IU
婴幼儿	·尽量保证每天 1 ～ 2 小时户外活动； ·出生后 2 周每天摄入维生素 D 400 IU 至 2 岁	户外活动时尽量暴露头面部、手足等
早产儿、低出生体重儿和双胞胎	出生后每天补充 800 ～ 1000 IU 维生素 D	3 个月后改为每天 400 IU

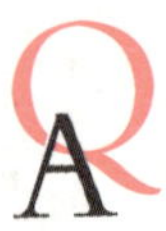

我该给宝宝补充多少维生素 D？

无论国内还是国外，医学专业委员会给出的每天生理需求的维生素D量是指食物摄取、阳光照射、维生素D强化食品摄取的维生素D量的总和，不足的部分需要维生素D补充剂加以补充。因此对饮食习惯和户外活动时间不同的个体而言，维生素D补充剂使用的量是因人而异的。但对小宝宝而言，皮肤过于娇嫩，皮肤里黑色素又少，直接晒太阳很容易晒伤，所以不建议直接在阳光底下晒。另外，母乳中维生素D的含量很少，因此通常建议母乳喂养的宝宝可以通过口服维生素D滴剂补充剂获得维生素D，1岁以内宝宝每日规律地服用400 IU。

对用配方奶喂养的宝宝而言，配方奶里强化了维生素D，因此是否要额外补充需要家长自己计算。根据国家食品药品监督管理总局的规定，市场上销售的配方奶每升中应含维生素D 258 ~ 666 IU。举例来说，如果买到的配方奶中每升含500 IU维生素D，宝宝每天喝600毫升的配方奶，那么从中摄取的维生素D的量便是300 IU，不足的那100 IU则需要从维生素D滴剂中补充。注意：有的配方奶成分表中用微克标示维生素D含量，IU和微克的换算关系是：1 IU=0.025微克。绝大多数宝宝需要补充的400 IU，即10微克。

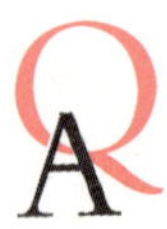

宝宝服用维生素 D 需要到几岁？

通常建议出生后2周开始服用，每天规律补充直到2岁。2岁后如果孩子户外活动的时间长，就可以不用吃了。如果户外时间短或者生活在阳光照射不充足的地方，还可以继续补下去，以保证每日不低于 400 IU 的维生素 D 摄入量。

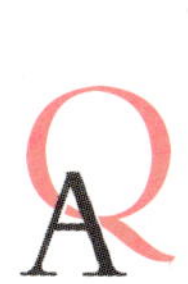

我住在东北，日照很少。医生说我们这儿的孩子普遍缺维生素 D，给宝宝开了阿法骨化醇，让每天服 2 粒，连服 5 天，之后每天 1 粒，补 3 个月。也有医生推荐我们打一针维生素 D，然后半年内不用额外补充。请问这样可以吗？

阿法骨化醇和注射用大剂量维生素 D 都属于治疗性药物，不用于预防的目的，使用不当容易中毒，使用过程中需要监测血清钙的浓度，因此不推荐使用这两种方式预防佝偻病。

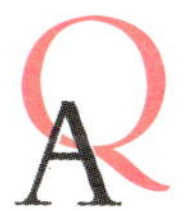

如果因感冒或生病在吃其他的药，是否应该停止服用维生素 D 呢？

维生素 D 很少会和其他药发生相互作用，而且感冒生病时在室内休息的时间多，更应该补充维生素 D。

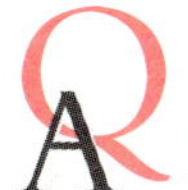

如果我自己在吃的复合维生素里含维生素 D 2000 IU，宝宝是母乳喂养，还需要给宝宝每天补 400 IU 吗？

维生素 D 通过母体吸收后进入乳汁的量很小，不够补充宝宝每日需要的推荐量，同时，哺乳期妈妈每日补充维生素 D 的最大量不宜超过 1000 IU，因此不推荐采用这样的方式。

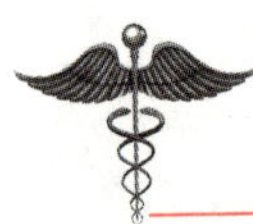

安全科学地服用维生素D

维生素 D 属于脂溶性维生素，因此建议随餐服用，食物中的油脂能促进它的吸收。目前国内婴幼儿维生素 D 补充剂多以软胶囊的形式存在，需要剪开胶囊将维生素 D 挤到小勺里，然后用小勺一点点喂给宝宝吃。有的说明书可能会建议直接挤进婴儿嘴里，我不推荐这样做，因为万一家长没拿稳，胶囊壳容易掉进宝宝嘴里，堵在气道引起窒息。也有家长图省事，直接把胶囊里的维生素 D 挤进奶瓶和配方奶一起喂，这种做法我也不推荐，因为脂溶性的维生素 D 容易粘在奶瓶壁上，浪费药品不说，宝宝也吃不够推荐剂量的维生素 D。

维生素 A 和维生素 D 不必一起补

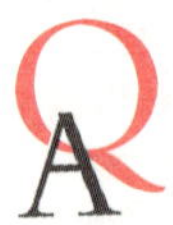

给宝宝补充维生素 D 和维生素 A+D 有什么区别?

无论国内还是国外，儿科医生普遍推荐宝宝从出生后 2 周开始补充维生素 D。欧美等国儿科医生推荐宝宝们常规补充的是维生素 D，他们不推荐补充维生素 A，因为他们认为维生素 A 摄入过多会增加患心血管疾病以及肝损伤的风险。国内儿科医生推荐宝宝们常规补充的是“鱼肝油”，“鱼肝油”是指维生素 A+D 的合剂（如伊可新等）。我也认为没必要补充维生素 A，但由于国内生产单纯维生素 D 的药厂较少，家长们不太容易买到单纯的维生素 D，这种情况下补充国内这种 A+D 的合剂也不用太担心维生素 A 过量。因为维生素 A 要长期每日补充 1 万 IU 以上才会过量中毒，而国内鱼肝油每日维生素 A 的推荐剂量都低于 1 万 IU。

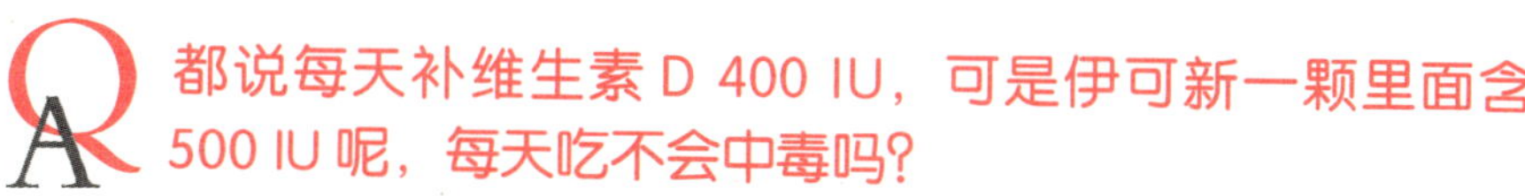

都说每天补维生素 D 400 IU，可是伊可新一颗里面含 500 IU 呢，每天吃不会中毒吗？

根据美国医学研究所 2010 年的数据，人体每天最大能耐受的维生素 D 的量因年龄而不同，具体数值可参见下表。只要每日服用量不超过最大耐受量，都不会中毒，稍微多一些没有关系。有文献记载成人维生素 D 中毒的量是每天服用 6 万 IU，由此可见，维生素 D 是相对安全的营养补充剂，不太容易过量中毒。

不同年龄人群维生素 D 推荐摄入量和能耐受最大量表

年龄人群	维生素 D（IU/ 天）	人群推荐摄入量上限
0 ～ 6 月龄	400	1000
6 ～ 12 月龄	400	1500
1 ～ 3 岁	600	2500
4 ～ 8 岁	600	2500
9 ～ 13 岁	600	3000
14 ～ 18 岁	600	4000
19 ～ 30 岁	600	4000
31 ～ 50 岁	600	4000
51 ～ 70 岁（男）	600	4000
51 ～ 70 岁（女）	600	4000
>70 岁	800	4000
孕妇 / 哺乳（19 ～ 50 岁）	600	4000

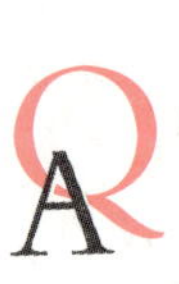

我家宝宝是混合喂养，已加辅食。我从 3 个月开始给他吃维生素 D，4 个月儿保体检后，医生又给开了维生素 A+D，让宝宝一天维生素 D，一天维生素 A+D 这么轮流着吃。宝宝是应该继续吃一种，还是轮流吃呢？

能使用一种补充剂时，我通常不会建议用两种，前面已经说过，维生素 A 不是必须要补的，你能买到单纯维生素 D，可以一直继续吃这一种，没必要两种补充剂轮流服用。

一般情况不推荐宝宝额外补钙

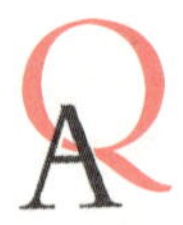

宝宝除了补维生素 D，还要补钙吗？

由于宝宝对钙的每日需求量不大，而他们主要的食物是母乳或者配方奶等乳制品，饮食中所含的钙量通常足够，因此一般不推荐宝宝额外补钙。

补充维生素D 一图看懂

秋冬季孕后期

每天补充400～1000 IU

0～6月龄

<6 mo

推荐：400 IU/天
上限：1000 IU/天

饮食来源

含量高：鱼类、蛋黄、强化牛奶/面包
含量低：乳类、肉类
几乎不含：谷物、蔬菜、水果

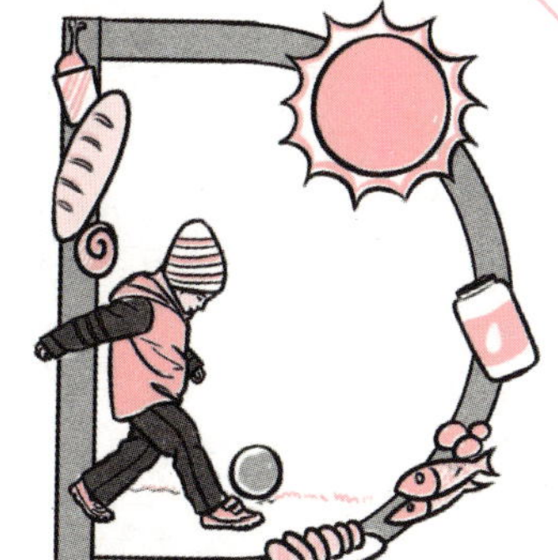

6～12月龄

<1 yo

推荐：400 IU/天
上限：1200 IU/天

户外活动

应尽早开始进行；
每天1～2小时

1～3岁

<3 yo

推荐：600 IU/天
上限：2500 IU/天

补充时间

出生后2周开始；
每天规律补充；
至少持续到2岁

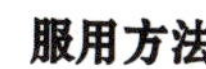

服用方法

选择单纯制剂；
随餐服用；
服其他药时无须停止

注：mo 表示“月龄”，yo 表示“年龄”。

什么样的孩子更容易缺乏维生素D？

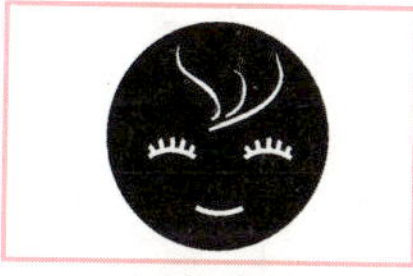

深色皮肤

同样光照下维生素D合成更少

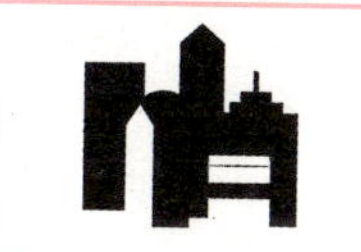

城市

高层建筑阻挡阳光

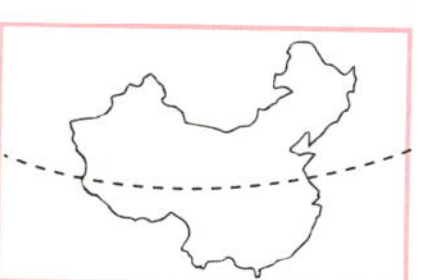

高纬度地区

冬季更漫长

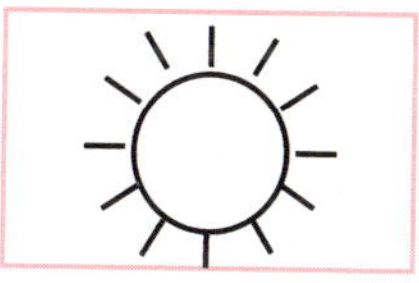

室外活动少

紫外线不能穿透普通玻璃

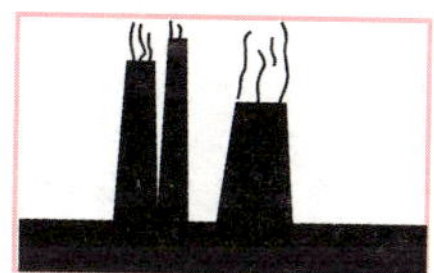

环境污染

烟雾、尘埃会吸收部分紫外线

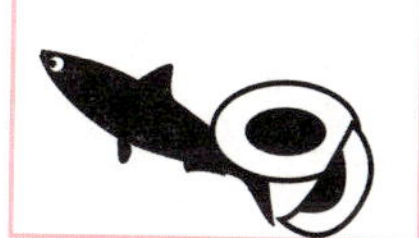

饮食摄入不足

鱼类、鸡蛋黄、强化维生素D食物摄入量少

第三部分

给宝宝喂药的常识和海淘药物

对很多父母而言，宝宝生病后“喂宝宝吃药”是育儿生活里的一个梦魇，往往大人累得满头大汗，宝宝哭得声嘶力竭，仍然无法完成任务。其实，在给宝宝喂药时只要讲究一些方法和技巧，喂药也可以是一件轻松的活儿！

除了喂药小妙招，本章还有热门海淘药品大盘点。海淘深似海，下海需谨慎。近年来，海淘婴幼儿用品、药品成为了好多妈妈们最热衷的事情之一，妈妈们总觉外国货是安全的、无公害的，宝宝用了才放心。海淘药真的比国货好吗？让我们一起来比较比较。

01

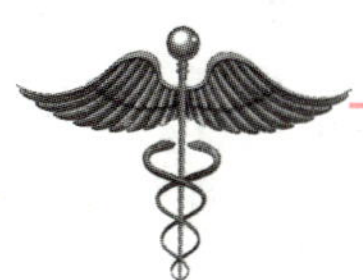

喂药难，只因这些常识你不懂

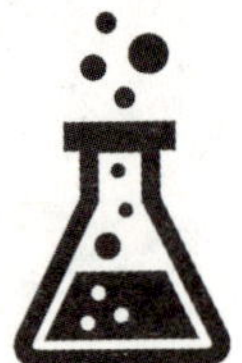
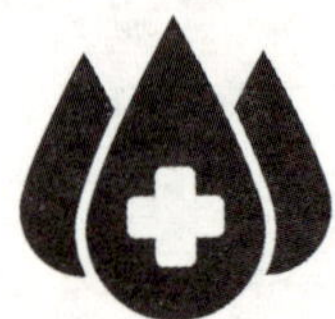

诺诺2岁了，身体一向很好，没闹过什么大病，这几天不知是吃坏了什么东西，突然上吐下泻，又发高烧。家里人都急坏了，赶紧带他到医院看病。医生给诺诺做了检查，说他得了肠胃炎，给开了一大堆的药，嘱咐诺诺妈妈回家按说明给诺诺服用。

回到家里，不仅诺诺难受的哭闹声让诺诺妈妈揪心，光看着一大桌子的药品，她就心烦得不行。止泻的、退烧的、补液的，还有益生菌，这么多药该怎么给孩子吃下去呀？

因为诺诺平时很少生病，所以在喂药方面，诺诺妈妈可是个新手，一点经验都没有。这时候，诺诺爸爸说了，哪有那么麻烦，捏着鼻子给他灌下去不就行了，我小时候不就是这么吃药的。诺诺奶奶听见了说，别听他的，这可不行，捏着鼻子灌药，容易呛着。

诺诺妈妈皱着眉头，拿起一瓶退烧的泰诺林，想着滴管的应该好喂，决定还是先给宝宝用这个，其他再说。诺诺妈妈让诺诺爸爸抱着诺诺，自己吸好了药，就往孩子嘴里滴。但诺诺身上难受，刚才在医院抽血检查又受了点惊吓，现在特别不老实，在爸爸怀里扭来扭去，诺诺妈妈一不留神，一管子药都洒了出来。

看到这种情况，奶奶说，我刚给宝宝熬了米汤，要不把药掺到米

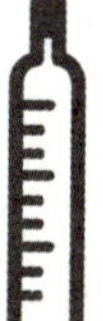
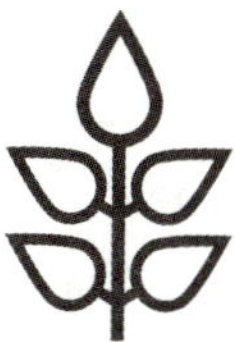

汤里喂吧。诺诺妈妈想了想，这也是个办法，就按照奶奶说的，把药放到了米汤里。诺诺很顺利地把混着药的米汤喝了。见孩子把药吃了，一家人都很高兴。

但问题还没有完全解决，诺诺妈妈发现有一种药叫蒙脱石散，说明书上写着要饭前服用，这可怎么办呢？诺诺妈妈正发愁呢，突然听见奶奶大叫一声，哎呀，诺诺吐了。诺诺妈妈赶紧飞奔过去，发现好不容易喂进去的米汤，又被诺诺吐出来不少，那刚才的药不是白吃了吗？要不要再喂一次呢？

在这个问题上，诺诺爸爸和奶奶产生了分歧，诺诺爸爸认为，上次喂的都吐出来了，当然要再喂一次。可诺诺奶奶却说，刚才吃的药肯定已经下去一部分了，再喂一遍中毒了怎么办？

两边说的都有道理，看着生病难受的儿子，诺诺妈妈真是左右为难，手足无措，无奈之下，她想到了上网向我求助。

在了解了大致情况后，我告诉诺诺妈妈，首先，对于吐药补喂的问题，以 15 分钟为界，吃药后 15 分钟之内吐了，药物还没来得及被身体吸收，需要再喂一次；如果是在 1 小时以后吐了，那就不要再补喂了。若是在 15 分钟到 1 小时之间吐了，是否补喂则要根据具体药物的吸收特点进行具体分析。诺诺刚吃完药没多久就吐了出来，时间

? 你知道吗

孩子喂药后15分钟之内吐药，需要再补喂一次；若是在1小时以后吐了，就不用再补喂；若是15分钟到1小时之间吐药，则要根据具体药物吸收特点具体分析。

在 15 分钟之内，还是需要按原剂量补喂的。

至于蒙脱石散的服用，不建议和米汤一起吃。蒙脱石散是一种矿物质粉，能够吸附病毒和细菌，如果和饭一起吃，那它吸附的就是食物了，不仅影响疗效，还影响营养吸收。正确的做法是在孩子空腹的时候，用水冲服就可以了。

而益生菌呢？其实是可以和米汤一起吃的，但是益生菌怕热，要把米汤凉到常温，再把益生菌混进去喂宝宝就可以了。

有了我的指点，诺诺妈妈不那么慌乱了，有条不紊地安排了每种药的服用时间和方法，诺诺的病也慢慢好了起来。■

有关喂药的常见问题

做好准备工作，喂药更加顺利

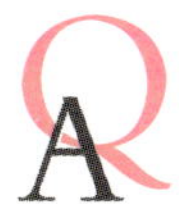

在给宝宝喂药前，需要做什么准备？

给宝宝喂药，要小心谨慎，先做一些准备工作，会让喂药过程更顺利。

◆**固定专人给宝宝喂药，以免重复用药。**

◆**仔细阅读药品说明书和医嘱。**给宝宝用任何药品之前，妈妈都需要在明亮的光线下，仔细阅读药品说明书和医生的医嘱，仔细核对药品有效成分、适应证、给药途径及给药剂量等重要信息，以避免看错信息，给错药量。

◆**请他人协助。**给宝宝喂药，尤其是给 2 岁以内的宝宝喂药，是一件大事，最好请家里人帮忙协助。这样做有两个目的，一是复核一遍用药信息，以免用药错误；二是抱住宝宝，避免因为宝宝挣扎，导致吐药或呛咳。

◆**固定宝宝的手脚。**如果宝宝在 1 岁以内，喂药前最好用毯子把宝宝的手脚包裹起来，防止他乱抓乱动。

喂药姿势不对，容易造成呛咳或窒息

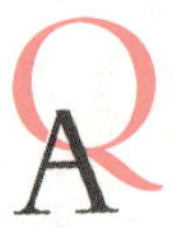

给宝宝喂药的正确姿势是怎样的?

喂药时，妈妈最好采取坐姿，让宝宝半躺在妈妈的手臂上，以避免药物误入气管造成呛咳或者窒息。

喂药最佳时机有讲究

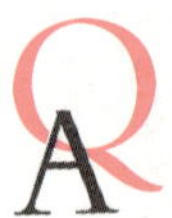

3 岁以内的宝宝为什么不适合吃“药片”？

因为宝宝的吞咽功能还不完善，片剂或胶囊容易呛入气道，造成宝宝窒息。宝宝应该优先选择儿童专用剂型的药品，比如滴剂、糖浆剂、颗粒剂、溶液剂等。但现在的实际情况是，药品市场上儿童剂型缺乏，很多时候，不得不拿成人的片剂和胶囊减量后给宝宝服用。在喂药前，妈妈需要做好功课，学会把药片切开和碾碎的方法。

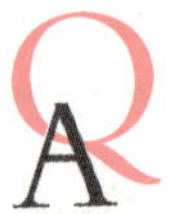

哪些药应该饭后吃?

有些药物需要在饭后服用，可以减轻胃部不适，增强药效。

◆**对肠胃刺激较大的药物。**比如泼尼松（强的松），最好选择在饭后给宝宝服用，胃里有食物可以降低药物对胃肠道的刺激。

◆**脂溶性药物。**比如宝宝常服的维生素D滴剂就适合在饭后给宝宝服用，吃饭时摄入的油脂能帮助吸收药物。

◆**益生菌类药物。**肠胃中的食物能够提供给益生菌足够的营养，以便让其更好地发挥作用。

◆**某些抗生素类药物。**如阿莫西林，饭后吃有利于提高药物的吸收率。

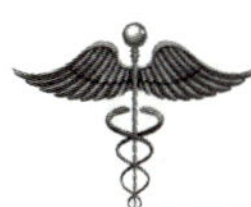

蒙脱石散饭前服用

蒙脱石散是缓解腹泻的药物，需要在宝宝空腹时单独服用。因为蒙脱石散是一种矿物质粉，可以在肠道中吸附病毒和细菌，在排泄时将病原体带出体外。如果在饭后服用或和其他药物同服，则会吸附食物或药物而影响疗效。因此宝宝服用蒙脱石散前后一小时，最好不要进食其他食物。

药物剂型不同，喂药方式有别

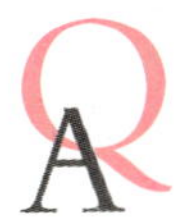

怎样把成人用的片剂减量喂给宝宝?

医生给宝宝开成人用的片剂时，往往要求给宝宝减量服用，如果单纯用刀切1/2或1/4片，难免切偏了，不容易准确，建议把片剂整体研成粉末，然后等量均分粉末，再遵医嘱用量给宝宝服用。需要注意的是，成人用的片剂研碎后一般口味都不好，建议混在辅食里给宝宝服用。但要求必须饭前服用的药不能这样做，因此拿到药后，首先要和医生或药师确认药物是否可以和食物同时服用。

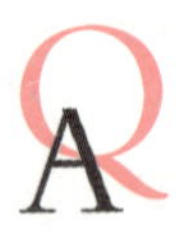

怎样给 3 岁以下的宝宝喂硬胶囊?

需要打开胶囊，将里面的药粉等量均分后给宝宝服用。有些胶囊打开后不能研磨和溶解，需要直接喂给宝宝，比如抑制胃酸的洛赛克（奥美拉唑），它是小颗粒状的肠溶剂型，研碎后就达不到肠溶的效果了；有些胶囊打开后要研磨一下，比如治疗流感的达菲（磷酸奥司他韦），要通过研磨让药物和辅料分离，然后溶在水里给宝宝吃。因此拿到药后要和医生或药师确认胶囊内药物的类型，以选择正确的喂药方式。

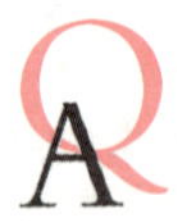

怎样给宝宝喂软胶囊?

有一种胶囊里面包裹的是液体，被称为软胶囊，比如伊可新（维生素 A+D 合剂）。这类药需要先用热水软化胶囊尖，泡软后剪掉胶囊尖，将里面的内容物挤进一个小勺，再用小勺一点点喂到宝宝嘴里。药品说明书里可能建议直接把胶囊里的药物挤进宝宝嘴里，我们担心胶囊壳不小心滑落到宝宝嘴里引起窒息，因此建议先挤到勺子里，再一点点喂进宝宝嘴里。

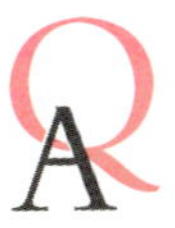

怎样给宝宝喂糖浆?

宝宝的药很多是糖浆剂型，由于加入了甜味剂等改善味道的物质，这种剂型宝宝接受起来比较容易。糖浆最好用滴管或没有针头的针管喂，这样的工具可以保证用药剂量准确。给宝宝喂糖浆前，要先摇摇药瓶，混匀药物。喂药时用滴管或针管压住宝宝的舌头，从舌根处往嘴里慢慢推入药物，因为舌根处的味觉不敏感，这样做可以有效防止宝宝吐药。喂完糖浆，需要再喂宝宝几管水，以防糖浆残留在口腔中损伤牙齿。

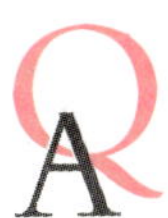

肛门栓剂怎样用?

当宝宝不接受口服药物时，可以考虑选择肛门栓剂试试。妈妈接触栓剂前要用肥皂洗净双手。轻轻除去外包装，不要把药物拿在手里太长时间，因为体温很容易让药物在体外溶化。如果家里有润滑剂（如儿童型开塞露），可以在宝宝肛门周围涂一圈，以便插入栓剂。让宝宝侧躺，将栓剂轻轻插入肛门。插入后让宝宝保持侧躺姿势 1 ~ 2 分钟，防止栓剂滑出肛门。栓剂会在直肠内完全溶化吸收，不需要再取出来（请参见第 163 页用法图示）。

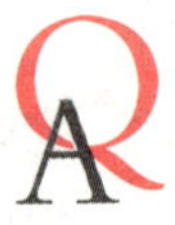

眼药水怎样滴？

很多妈妈头疼给孩子滴眼药水，其实掌握了正确的方法，滴眼药水也没那么难。滴眼药水之前，妈妈要用肥皂洗净双手，并核对药品确保无误，让宝宝采取舒适的姿势坐好或者躺好。妈妈旋开眼药水瓶盖，确保滴眼药的滴嘴不接触任何物体表面（包括宝宝的眼睛），以防止将杂菌带入眼睛，用手指轻轻扒开宝宝的下眼皮，将一滴药液滴入下眼皮和眼球之间的结膜囊内，不要滴在黑眼珠上。结膜囊的容积有限，滴一滴眼药水就足够了。眼药水滴入后用手指压住内眼角 2 分钟左右，以防止药液顺着鼻泪管流入鼻腔，之后用干净的纸巾擦掉流出的多余药液。通常眼药水开封后只能保存一个月，记得开封时在药瓶上注明开封日期，一个月后要丢弃（请参见第 88 页用法图示）。

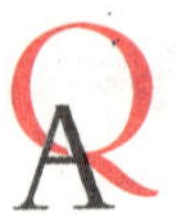

宝宝贫血，医生给开了铁剂，能掺到牛奶中喂给宝宝吗？

不能这样做，而且宝宝服用铁剂后也不能马上喝奶，因为奶中含有钙和高磷酸盐，会与铁络合而生成沉淀，影响铁剂吸收。铁剂应空腹服用，宝宝在服用铁剂后应至少间隔一小时再喝奶。

服用铁剂后不能喝奶，但是建议适量喝一些果汁或吃一些富含维生素 C 的蔬菜、水果，因为维生素 C 可以促进铁剂的吸收。

喂药有禁区，小心别误入

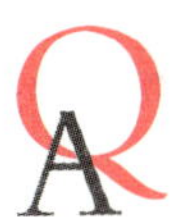

给宝宝喂药有什么“禁区”？

药品是治病的，同时也有一定的毒性，所以喂药这件事不能马虎，有一些“禁区”千万不要触碰。

◆切忌在宝宝平躺时喂药，这样很容易呛着。

◆不要捏着宝宝鼻子喂药，不要在宝宝哭闹时喂药，这样不仅容易导致呛咳，还会使得宝宝越来越害怕和抗拒吃药。

◆不要把药说成是糖水哄骗宝宝吃药，否则宝宝混淆概念后容易误服药品。妈妈应该告诉宝宝药品是生病时治病用的，平时不能随便吃。

◆不要把药品放在宝宝能够接触到的地方，以免误服。

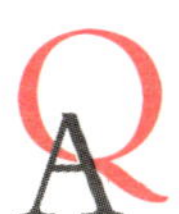

哪些药不能用热水冲泡?

粉末、颗粒剂或浓缩剂型的药是需要用水冲泡或稀释的，人们通常会用热水甚至开水来冲，这在一般情况下是没有问题的，但有些药物成分遇热会发生改变，影响药效。家长们要了解常见的儿童药物中，哪些是不能用开水冲泡或稀释的。

◆维生素 C 泡腾片： 维生素 C 不稳定，遇热后容易被还原，破坏成分而失去药效。

◆止咳糖浆类药物： 止咳糖浆或浸膏需要覆盖在发炎的咽部黏膜表面形成一层保护膜，从而快速缓解咳嗽症状。如果用水，特别是热水冲服，会降低糖浆的黏稠度，导致无法形成保护膜，从而影响疗效。

◆**活疫苗：**宝宝服用的脊髓灰质炎糖丸和轮状病毒疫苗都属于活疫苗。如果用超过 40℃的水冲服，会导致疫苗灭活，不能起到免疫的作用。

◆**益生菌类药物：**宝宝常服的妈咪爱、培菲康等，遇热后其中的活菌会被杀死，从而降低药效，因而是不能用热水冲服的。

◆**抗生素类药物：**为避免降低药效，给宝宝吃抗生素类药品时，建议用凉水或温水冲服。

02

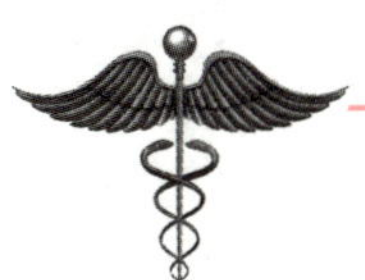

海淘药真的比国货好吗?

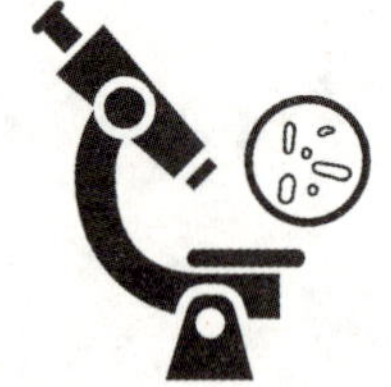
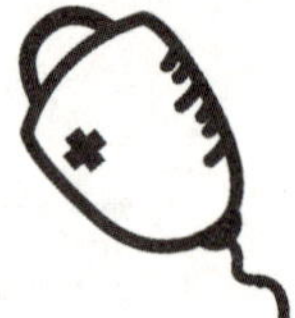
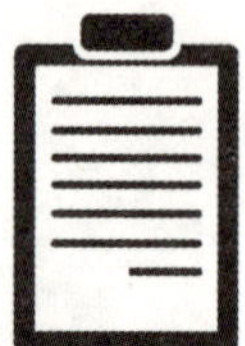

有一天，我应邀到高中时的好友家做客。她的女儿琪琪五岁了，非常活泼可爱，又很热情有礼貌。午饭后，琪琪拿出一罐软糖请我吃，我笑着说："阿姨不吃糖，你自己吃吧。"然后就看到孩子一颗接一颗地吃了起来。我皱了皱眉，对同学说："你怎么由着孩子这么吃糖啊，把牙吃坏了怎么办？"

同学歪头看了一眼，对我说："这不是糖，是我从美国淘回来的专门给孩子吃的维生素，是从15种水果、蔬菜里面提取的，纯天然。你别看它五颜六色的，但不含人工色素和香精，也没有防腐剂，又特别好吃，所以孩子要吃零食，我就给她吃这个，放心。"

本来我以为是糖，还觉得自己管得有点多，一听是维生素，马上上心了，问孩子要过瓶子看了看，果然，是一种补充多种维生素和矿物质的软糖。"哎呀，"我对同学说，"这是药，你怎么能给孩子乱吃呢？"

"不就是补充维生素的吗？你至于这么大反应吗？"同学很不以为然。我忙给她解释："维生素也不是越多越好的，如果你家琪琪偏食，是可以吃一点补充维生素和矿物质，但一天不能超过两颗，你这么由着她吃可怎么行？"

"吃多了会怎么样？"同学的表情有点紧张了。我告诉她："危害还不小呢，在美国，有的孩子就是

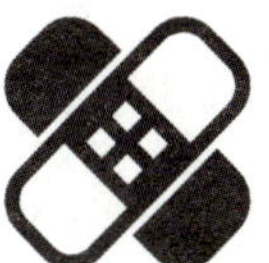
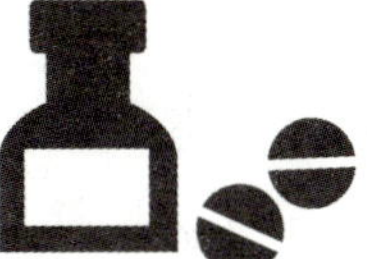
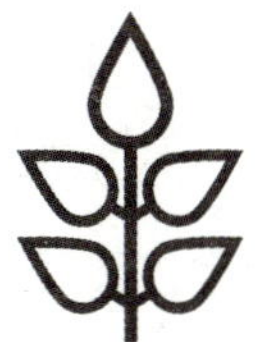

偷吃小熊糖中毒了。有一些维生素能在体内累积，多了会伤肝肾的。”

听我说完，同学默默地拿走了我手中的糖，然后去屋里又拿出两个小东西，对我说：“这也是我海淘来的，你帮我看看，靠谱不？”

我一看，其中一个是小蜜蜂紫草膏。同学对我说：“听说这个东西是居家必备的万能修复膏，能消炎、滋润、止痒，孩子磕了碰了，被蚊子咬了，都能用，而且纯天然，特别温和，就是婴儿也能用。”

我说：“这个我知道，海淘大热门嘛，你怎么就那么相信所谓的纯天然呢？这种小药膏的主要成分是紫草，有些缓解疲劳、提神醒脑的作用，就跟咱们平时用的清凉油差不多。而且对于这种紫草，美国食品药品监督管理局曾经警告过它有肝毒性，破口的皮肤是不能用的。”

“啊？”同学听了，看了看手中的小药膏，说，“那我还是别给孩子用了。”然后又递给我另外一瓶，“你再看看这个。”我接过来看了看，是一种治疗感冒的药品，就问同学：“这又有什么讲究？”

? 你知道吗

补充维生素不能过量，过量服用会伤害孩子的肝肾。

? 你知道吗

小蜜蜂紫草膏有肝毒性，不能使用在破口的皮肤上。

“据说这叫顺势疗法，是纯天然……”同学说到这儿有点心虚，看看我又接着说，“反正对缓解感冒引起的流鼻涕、咳嗽、头痛都有作用，而且没有副作用。”我对同学说：“顺势疗法说白了就是将植物来源的化学成分大量兑水，效果跟白开水差不多，就是起个心理安慰作用，与其孩子感冒了给她喝这个，不如多喝点白开水。”

同学听我说了这么多，看看千辛万苦海淘来的药品，叹了口气：“怎么感觉都白买了？”我笑笑对她说：“外国的月亮也没有特别圆，别让广告忽悠了。”

有关热门海淘药物的常见问题

慧眼辨真伪，品质有保证

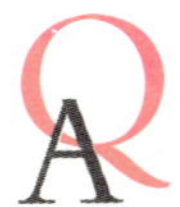
给孩子使用海淘药物前，有什么需要注意的？

决定给宝宝买某种产品，特别是那种宝宝会吃进去或者用在皮肤上的产品时，最好还是找到原版的说明书，并弄清楚产品所含的成分和具体的用法，这样你才能真正了解你给孩子吃的或者用的到底是什么，不要只看卖家简单翻译的“广告语”。而且，不要从网络途径海淘，最好找值得信任的同学朋友带或者自己从海外带回，否则没办法验证药物的真伪和质量。

小蜜蜂紫草膏不是“万用膏”

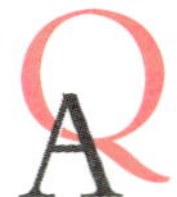
我给宝宝海淘了 Desitin 婴儿护臀霜，据说能有效防治“红屁股”，是不是每次换尿布后都应该给宝宝抹一些？

建议只在宝宝的小屁股出状况时使用。这款护臀霜的主要成分是氧化锌，氧化锌可以在皮肤表面形成一层保护膜，隔离尿液和粪便的刺激。成分中还包括一定量的维生素 E 和芦荟，有一定修复皮肤的作用。

另外，此产品的适合年龄是 0 岁以上，但并不是说所有的 0 岁宝宝都适合用，也不是说宝宝每次换完尿布都要用，而是应该在宝宝的屁股出现发红等症状时才使用。如果宝宝没有任何症状，不建议使用，毕竟护臀膏里含有一定量的化学成分，长期使用可能会给宝宝带来不必要的伤害。

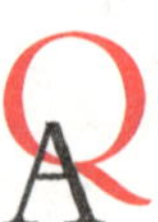

听说小蜜蜂紫草膏是萃取的紫草精华，对切伤、蚊虫叮咬、瘀青、肿块，甚至轻微烫伤都有一定疗效，而且纯天然，无毒副作用，就连新生儿也可以安心使用，真的是这样吗？

小蜜蜂紫草膏的主要成分是美国紫草（不同于中国紫草），有缓解疲劳、提神醒脑的作用，相当于中国的清凉油或者薄荷膏。这种药膏只适合 2 岁以上的孩子，而且每天最多用 3 ～ 4 次，2 岁以下的宝宝使用要咨询医生。

需要注意的是，这种药膏的主要成分是紫草，美国食品药品监督管理局曾对紫草口服补充剂发出过肝毒性警告，所以涂抹的时候一定要注意躲开破溃的皮肤，千万不要轻信一些网上卖家说的对很多伤口都有作用。

海淘维生素不能当糖吃

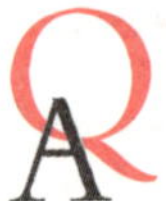

宝宝爱吃零食，我能把 L’ il Critters 小熊宝宝多种维生素矿物质儿童软糖当零食给孩子吃吗？

小熊软糖属于维生素补充剂，是保健品，适合 2 岁以上的宝宝。如果宝宝比较偏食，可以考虑补充一些，但每天最多只能吃两颗，而且在吃之前，要告诉孩子这不是糖，还要放在孩子不能够到的地方。美国曾出现过小孩偷吃小熊软糖中毒的案例，因为这里面所含的一些维生素属于脂溶性的，不容易被排出，可能会对肝脏造成损害。

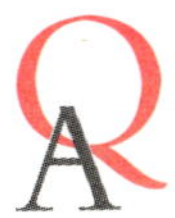

ChildLife“三驾马车”真能起到增强免疫力的作用吗？

ChildLife“三驾马车”（维生素C、第一防御液、紫雏菊）属于营养补充剂，即保健食品。虽然产品介绍上说有增强免疫力的功能，但下面的星号注明这些说法美国食品药品监督管理局并没有批准，产品也不用于任何疾病的治疗和预防目的。也就是说，ChildLife“三驾马车”增强免疫的作用并没有得到权威机构的认可，我个人也不推荐使用。

顺势疗法其实就是心理安慰

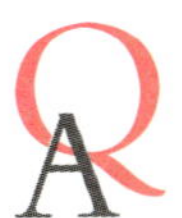

我在国外时，孩子发烧医生会推荐Nurofen或者Panadol，这与国内的美林或泰诺林成分一样吗？能够相互替代吗？

Nurofen的通用中文名称为布洛芬，Panadol的通用中文名称为对乙酰氨基酚，与国内的美林（布洛芬）和泰诺林（对乙酰氨基酚）成分和功效都是一样的，只是用法、用量上会有些许区别。孩子发烧，我们需要根据药品包装上的用法说明给孩子服用。

这里要提醒长期在国内生活的妈妈，如果英文不过关，购买国外的退烧药，看不懂外包装上的用量说明，可能会导致服用的剂量不当，不但会影响疗效，甚至会造成肝肾损伤等不良反应。

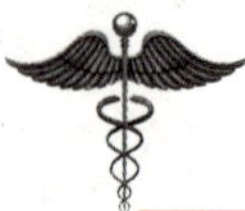

“顺势疗法”药物靠谱吗？

顺势疗法在国外不是主流的医疗方法，这些产品的特点是在一些植物成分里兑入大量的水稀释，稀释后的产品浓度非常低，给孩子服用这种产品大致和给孩子饮用白开水的效果差不多。所以感冒时服用顺势疗法的药品更多的是心理安慰，疗效并没有大家想的那么好，我个人更推荐在孩子感冒的时候多喝白开水。

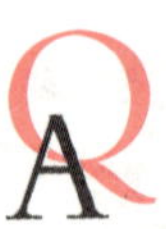

孩子前一阵拉肚子，我给他服用了 Culturelle 的 LGG 益生菌，效果不错，现在能继续服用吗？长期服用对宝宝的健康有没有影响？

如果现在宝宝已经不腹泻了，那就不需要再服用这类药物了。益生菌有很多种，每种菌的作用不能相互替代。LGG 益生菌的主要作用是调节肠道菌群平衡，对经常腹泻、便秘的宝宝有一定的缓解作用。该药物可能还有调节免疫的作用，但临床疗效并不肯定，有人用了有效，有人用了无效，因此它不属于药品，可以当成一种特殊的功能性食品服用，有严重湿疹的宝宝可以考虑服用试试。因为益生菌的调节作用需要很长时间才能看到成效，因此通常建议至少服用三个月，三个月后如果看不到效果，就不要再浪费钱了。

需要提醒家长们的是，如果宝宝正常，不建议给宝宝吃这类产品。有的妈妈会觉得既然益生菌这么好，不妨给宝宝也吃一些，起到预防的作用。实际上，如果宝宝一切正常，根本不需要服用这类药品。

▼ 附录 1：疫苗接种须知

美国疾病预防控制中心 0 ～ 6 岁儿童疫苗接种推荐

出生	1 月龄	2 月龄	4 月龄	6 月龄
HepB 乙肝疫苗	HepB 乙肝疫苗			HepB 乙肝疫苗
		RV 口服轮状病毒疫苗	RV 口服轮状病毒疫苗	RV 口服轮状病毒疫苗
		DTaP 百白破疫苗	DTaP 百白破疫苗	DTaP 百白破疫苗
		Hib B 型流感嗜血杆菌疫苗	Hib B 型流感嗜血杆菌疫苗	Hib B 型流感嗜血杆菌疫苗
		PCV 肺炎疫苗	PCV 肺炎疫苗	PCV 肺炎疫苗
		IPV 脊灰疫苗	IPV 脊灰疫苗	

注：1. 表中深色阴影部分表示该疫苗在此年龄范围内均可接种。

2. 上表仅供参考，各地区具体接种情况请参见当地发布的预防接种计划。

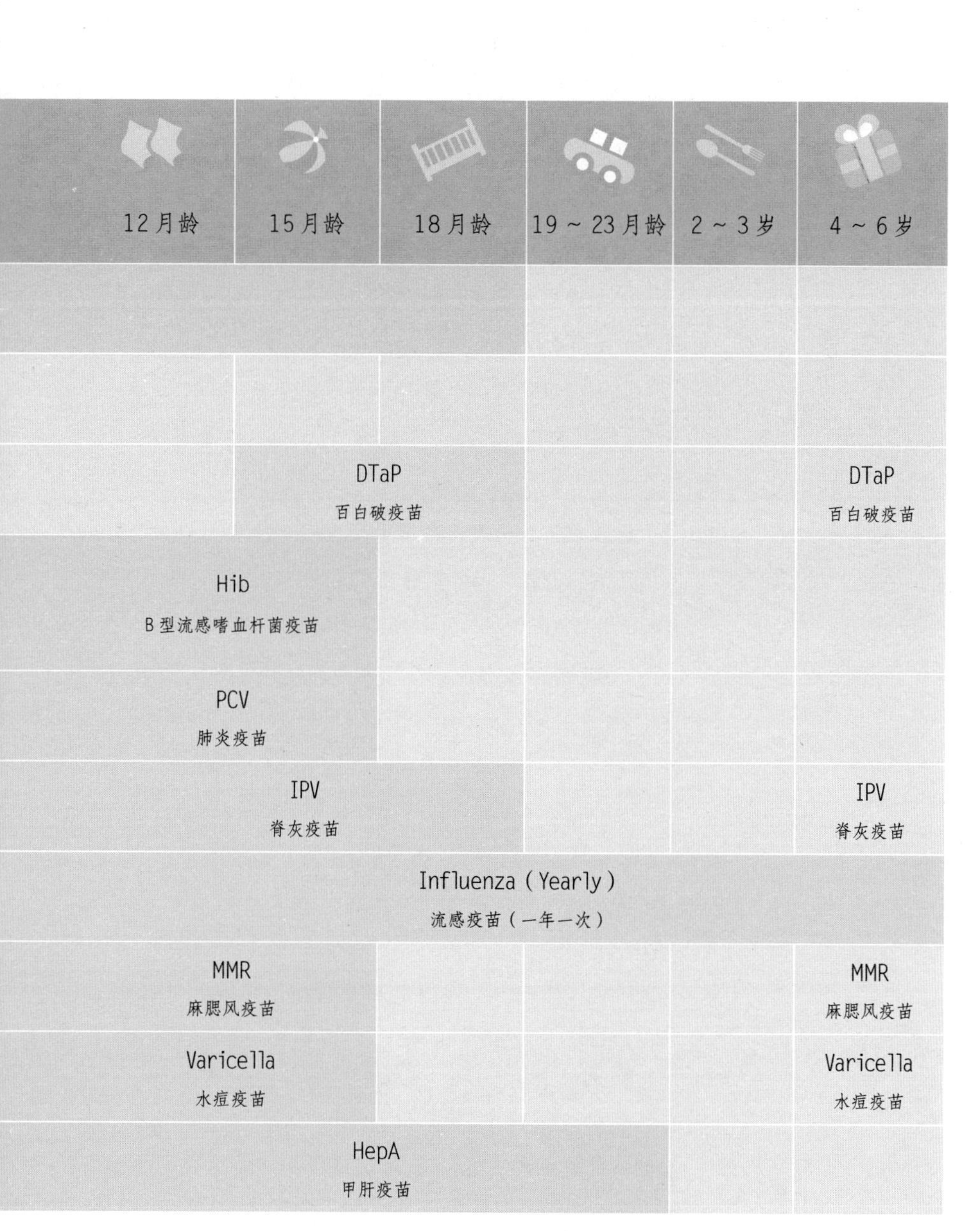

12月龄	15月龄	18月龄	19～23月龄	2～3岁	4～6岁
	DTaP 百白破疫苗				DTaP 百白破疫苗
Hib B型流感嗜血杆菌疫苗					
PCV 肺炎疫苗					
IPV 脊灰疫苗					IPV 脊灰疫苗
Influenza（Yearly）流感疫苗（一年一次）					
MMR 麻腮风疫苗					MMR 麻腮风疫苗
Varicella 水痘疫苗					Varicella 水痘疫苗
HepA 甲肝疫苗					

北京市免疫规划疫苗补种标准（2015 版）

<table>
<tr><th>疫苗</th><th>漏种剂次</th><th>补种标准</th></tr>
<tr><td rowspan="2">乙肝疫苗</td><td>基础 1～3</td><td>补满基础剂次。第 1 剂次和第 2 剂次间隔应≥ 28 天。第 2 剂次和第 3 剂次间隔应≥ 60 天。若已满 14 岁，不再补种。
（1）已接种过 1 剂次：且该剂次距补种时间 <60 天，补种第 2 剂次和第 3 剂次，第 2 剂次和第 1 剂次间隔应≥ 28 天，第 3 剂次和第 2 剂次间隔应≥ 60 天；
（2）已接种过 1 剂次：且该剂次距补种时间≥ 60 天，需重新全程接种；
（3）已接种过 2 剂次：若第 1 剂次距补种时间 <12 个月，且第 1 剂次与第 2 剂次间隔在 28～60 天内，补种第 3 剂次，第 3 剂次和第 2 剂次间隔应≥ 60 天；
（4）已接种过 2 剂次：若第 1 剂次距补种时间 <12 个月，且第 1 剂次与第 2 剂次间隔不在 28～60 天内，第 1 剂次视为无效接种，按照（1）或（2）补种第 2、3 剂次；
（5）已接种过 2 剂次：若第 1 剂次距补种时间≥ 12 个月，第 1 剂次视为无效接种，按照（1）或（2）补种第 2、3 剂次</td></tr>
<tr><td>初一加强</td><td>初二及以上年级不再补种</td></tr>
<tr><td rowspan="2">脊灰疫苗</td><td>基础 1～3</td><td>（1）从未接种过脊灰疫苗的儿童，按 IPV-OPV-OPV 补足 3 剂次；
（2）接种过 OPV 的儿童，不再接种 IPV，用 OPV 补足 3 剂次；
（3）接种过 1 剂次或 2 剂次 IPV 的儿童，用 OPV 补足 3 剂次；
剂次间隔≥ 28 天，若已 >14 岁，不再补种</td></tr>
<tr><td>4 岁加强</td><td>与前剂次（IPV 或 OPV）间隔≥ 28 天补种。若已 >14 岁，不再补种</td></tr>
</table>

续表

疫苗	漏种剂次	补种标准
无细胞百白破疫苗	基础 1～3	补满基础，剂次间隔≥ 28 天补种，若已>6 岁，未完成的基础剂次用白破补，第 1 剂次和第 2 剂次间隔≥ 28 天，第 2 剂次和第 3 剂次间隔≥半年。若已>14 岁，不再补种
	1.5 岁加强	与基础间隔≥半年补种，若已>6 岁，用白破补，若已>14 岁，不再补种
	6 岁白破	与前剂次间隔≥半年补种，小学二年级及以上不再补种
	初三白破	与前剂次间隔≥半年补种，初中毕业后不再补种
麻风疫苗	基础	若未接种过含麻疹成分的疫苗，用麻风疫苗补，与含风疹/流腮成分的疫苗间隔≥ 28 天补种。若已>1.5 岁，不再补种
麻腮风疫苗	1.5 岁	与含麻疹/风疹/流腮成份疫苗间隔≥28天补种。若已>14 岁，不再补种
	6 岁	与前剂次间隔≥ 1 年补种。若已>14 岁，不再补种
流脑多糖疫苗	基础 1～2	A 群流脑疫苗补基础，2 剂次间隔≥ 3 个月。若已>3 岁，不再补种
	3 岁 A+C	若之前接种过 2 剂次 A 群流脑疫苗，与前剂次间隔≥ 1 年补种。若之前接种过 1 剂次 A 群流脑疫苗，需间隔≥ 3 个月补种。若已>14 岁，不再补种
	小四 A+C	与前剂次间隔≥ 3 年补种。若已>14 岁，不再补种

续表

疫苗	漏种剂次	补种标准
乙脑减毒活疫苗	基础	补基础。若之前接种过1剂次灭活乙脑疫苗，视为无效接种，补1剂次乙脑减毒活疫苗。若之前已按国家免疫程序完成基础免疫（2剂次灭活或1剂次乙脑减毒活疫苗），不再补种。若已>14岁，不再补种
	2岁	与基础间隔≥1年补种。若已>14岁，不再补种
甲肝灭活疫苗	1.5岁	补基础，若已>14岁，不再补种
	2岁	与基础间隔≥半年补种。若已>14岁，不再补种。若之前已按国家免疫程序接种过1剂甲肝减毒活疫苗，不再补种

▼ 附录2：孕期用药须知

鉴于许多药物可以自由地通过胎盘，而胎儿对药物的敏感性又高，所以孕期用药不仅关系母亲的安危，也关系胎儿的安危。为降低母亲和胎儿的用药风险，保障药物治疗安全和有效，在用药前应注意以下几点：

1．没有任何一种药物对胎儿是绝对安全的。

2．若有可能,在怀孕的头3个月内(妊娠早期)应避免使用任何药物。当医生评估认为药物对母亲的益处大于对胎儿的危险时，才考虑在孕期用药。对部分患病的母亲而言,疾病本身可以给母亲和胎儿带来更多危险,因此不用药并不是最好的选择，在专业医生和药师的指导下安全用药才是最佳方案。

3.药物对胎儿的作用可能与预期发生在母亲身上的药理作用不同,比如反应停曾作为孕期止吐药，但可引起胎儿多肢体畸形，俗称“海豹肢”。

4．某些药物可能对胎儿有迟发性的不良影响，比如己烯雌酚曾作为孕期保胎药，但有调查表明，服药母亲所生女儿在青春期患阴道癌的风险比不服药的大132倍，所生儿子发生尿道下裂的风险也大大增加。

5．致畸药物（如利巴韦林）只能给予那些采取可靠避孕措施的育龄女性。

6．禁止在孕期试验性用药。

7．药物的致畸性是相对的，而不是绝对的。即使一个有明确致畸风险的药物在孕期使用了,也不是必然会导致某种畸形。反之，即使被认为孕期使用是相对安全的药物，考虑到可能有某些潜在未知的风险也不建议孕期随意使用。我不建议孕妇因为不知道自己怀孕使用了药物而轻易放弃自己的孩子。通常致畸和药物的剂量有很大关系。一般常规剂量用药致畸风险都不大。人类的畸形不都是药物导致的，孕期没用任何药物的母亲也会面临着自然界固有的15%的自然流产率、2%的宫外孕发生率、3%～5%的畸形率。

结合国外的临床指南，循证医学证据和美国食品药品监督管理局（FDA）对药物孕期安全分级的资料，下表旨在提供常见病症孕期安全用药的参考信息，未列出的药物并不意味着对孕妇是安全的。

（尽管在编辑此表过程中做了大量核准工作，难免会因信息的不断变化及因疏忽或其他原因导致有任何遗漏或不准确之处，作者和出版者不对此负责。本表仅供参考，孕期使用任何药物之前一定要看医生。）

药物	FDA 分级和特殊说明
消化系统用药	
抗酸剂和溃疡用药：	
铝碳酸镁	FDA：B，有明确使用指征时使用
米索前列醇	FDA：X，***禁用***。可诱发子宫收缩，可能导致出血及胚胎物质部分或全部被排出
奥美拉唑	FDA：C，国外人类研究资料显示对胎儿低风险，有明确使用指征时谨慎使用
硫糖铝	FDA：B，有明确使用指征时使用
溃疡性结肠炎用药：	
美沙拉嗪	FDA：B，国外人类研究资料显示对胎儿低风险，有明确使用指征时使用

续表

药物	FDA 分级和特殊说明
导泻剂:	
液体石蜡	***禁用***。
刺激性泻药（蓖麻油）	***禁用***。
利胆药:	
熊去氧胆酸	FDA：B，国外研究资料显示此药治疗孕期肝内胆汁淤积症安全。
心血管及血液系统用药	
抗心律失常用药:	
胺碘酮	FDA：D，孕期使用可引起新生儿甲状腺疾病和发育迟缓，仅在危及生命无其他选择时使用
利多卡因	FDA：B，有明确使用指征时使用
奎尼丁	FDA：C，其他抗心律失常药无效时谨慎使用
ACE 抑制剂:	
卡托普利、西拉普利、依那普利、福辛普利、培哚普利、赖诺普利、贝那普利、雷米普利等	***禁用***。对胎儿和新生儿的血压、肾功能有不良影响，可能导致胎儿损伤甚至死亡。
ARB 拮抗剂:	
氯沙坦钾、厄贝沙坦、缬沙坦、替米沙坦坎地沙坦酯、奥美沙坦酯等	***禁用***。对胎儿和新生儿的血压、肾功能有不良影响，可能导致胎儿损伤甚至死亡

续表

药物	FDA 分级和特殊说明
β 受体阻滞剂：	
阿替洛尔	FDA：D，长时间服用本药可致胎儿宫内发育迟缓
普萘洛尔	FDA：C/D，孕晚期使用的安全分级降为 D，近分娩期若使用本药，应在分娩后 24 ～ 48 小时内严密观察新生儿有无心动过缓、低血糖等症状
比索洛尔	FDA：C/D，孕晚期使用的安全分级降为 D，近分娩期若使用本药，应在分娩后 24 ～ 48 小时内严密观察新生儿有无心动过缓、低血糖等症状
拉贝洛尔	FDA：C，本药常被用作孕期高血压的一线药物
钙通道阻滞剂：	
氨氯地平	FDA：C，根据动物试验结果，只在非常必要时方可用于孕妇
非洛地平	***禁用***。由于外周血管扩张导致的血流再分布，存在母亲发生低血压，胎儿缺氧和子宫低灌注的危险
硝苯地平	FDA：C，本药也常被用作孕期高血压的一线药物
地尔硫䓬	FDA：C，动物试验证明致畸，不宜使用
维拉帕米	FDA：C，动物试验证明致畸，不宜使用
其他降压药：	
肼屈嗪	FDA：C，本药常被用作孕期高血压的一线药物
甲基多巴	FDA：B，本药常被用作孕期高血压的一线药物
抗凝剂、抗血栓形成药物：	
华法林（口服抗凝药）	***禁用***。可致先天性畸形，胎儿及新生儿出血。
依诺肝素	FDA：B，有明确使用指征时孕期使用安全。
溶栓药物：	
阿替普酶	FDA：C，仅在危及生命无其他选择时使用

续表

药物	FDA 分级和特殊说明
偏头痛用药：	
麦角胺	***禁用***。可诱发子宫收缩
神经系统用药	
解热镇痛药：	
阿司匹林	FDA：C，孕早期及中期慎用；孕晚期禁止使用高剂量
止吐剂：	
昂丹司琼	FDA：B，仅在严重孕吐时谨慎使用
抗抑郁药：	
阿米替林	FDA：C，权衡利弊后慎用
选择性5-羟色胺再摄取抑制剂	FDA：C，权衡利弊后慎用（帕罗西汀除外）
帕罗西汀	***禁用***。国外人类研究资料显示可致胎儿畸形
抗精神病药物：	
氟哌啶醇	FDA：C，孕晚期不宜使用，因有导致新生儿出现锥体外系反应的报道
阿立哌唑	FDA：C，权衡利弊后慎用
氯氮平	FDA：B，权衡利弊后慎用
奥氮平	FDA：C，权衡利弊后慎用
喹硫平	FDA：C，权衡利弊后慎用
利培酮	FDA：C，权衡利弊后慎用
锂盐	FDA：D，孕早期禁用。孕中、晚期在监测血浆锂浓度的前提下慎用

续表

药物	FDA 分级和特殊说明
抗焦虑药及镇静安眠药：	
苯二氮䓬类（阿普唑仑、氯氮䓬、地西泮、氯硝西泮、奥沙西泮、劳拉西泮、咪达唑仑、硝西泮）	FDA：D，避免规律使用，因可能导致新生儿出现戒断症状
唑吡坦、佐匹克隆	FDA：C，避免使用
抗惊厥和抗癫痫药物：	权衡利弊后慎用。如多药联合应用，则致畸的危险性增加
卡马西平	FDA：D，孕早期不宜使用，因可能导致先天畸形，包括神经管缺陷。宜补充足量叶酸（5mg/日）
苯妥英	FDA：D，孕早期不宜使用，因可能导致先天畸形。宜补充足量的叶酸（5mg/日）
左乙拉西坦	FDA：C，权衡利弊后慎用，因动物试验发现具有胎儿毒性作用
托吡酯	FDA：C，权衡利弊后慎用，因动物试验发现具有胎儿毒性作用
丙戊酸盐	FDA：D，避免使用，因可能导致先天畸形和胎儿发育迟缓
激素类药物	
雄激素及相关药物：	
甲二氢睾酮、睾酮	***禁用***。可导致女胎男性化
雌激素及相关药物：	
己烯雌酚	***禁用***。大剂量使用可能导致婴儿出现阴道癌、泌尿生殖系统异常，降低女性后代的生育能力，增加男性后代发生尿道下裂的危险

续表

药物	FDA 分级和特殊说明
孕激素和促性腺激素：	
孕激素类（地屈孕酮、黄体酮）	无资料表明孕期不能使用
甲羟孕酮	***禁用***。有报道大剂量使用（不包括作为长效避孕药使用）后导致胎儿先天畸形
戈舍瑞林	***禁用***。治疗期间应使用非激素的避孕方法
抗雄激素药物	***禁用***。可能导致男性胎儿女性化
糖皮质激素类：	FDA：C/D，长期或反复使用可能导致胎儿宫内发育迟缓，应密切监测有液体潴留的孕妇。
抗菌药物	
氨基糖苷类：	
阿米卡星、庆大霉素、奈替米星、链霉素、妥布霉素	FDA：D，***禁用***。因可造成第 8 对颅神经损害导致耳聋，尤其是链霉素，如必须使用，需监测血药浓度
喹诺酮类：	
环丙沙星、左氧氟沙星、萘啶酸、诺氟沙星、氧氟沙星、莫西沙星	FDA：C，尽量避免使用，因动物试验发现可导致关节病变
四环素类：	
金霉素、多西环素、四环素、米诺环素、	FDA：D，***禁用***。动物试验发现可导致胎儿骨骼发育异常
其他抗菌药物：	
呋喃妥因	FDA：B，孕晚期（38 ～ 42 周）禁用，可能导致新生儿发生黄疸或溶血性贫血

续表

药物	FDA 分级和特殊说明
抗真菌药物：	
两性霉素 B	FDA：B，有明确使用指征时使用
氟康唑	FDA：D，尽量避免使用，因孕早期长期大剂量应用有导致先天畸形的报道
伊曲康唑	FDA：C，权衡利弊后慎用
酮康唑	FDA：C，权衡利弊后慎用
咪康唑	FDA：C，权衡利弊后慎用
伏立康唑	FDA：D，尽量避免使用，动物试验发现有胚胎毒性作用
抗病毒药：	
阿昔洛韦、泛昔洛韦	FDA：B，有明确使用指征时孕期使用安全
阿德福韦酯	FDA：C，权衡利弊后慎用
金刚烷胺	FDA：C，孕早期禁用，动物试验发现有胚胎毒性
奥司他韦	FDA：C，权衡利弊后慎用
利巴韦林	*禁用*。
影响内分泌和代谢的药物	
口服降糖药：	
阿卡波糖	FDA：B，权衡利弊后慎用
二甲双胍	FDA：B，权衡利弊后慎用
格列本脲	FDA：C，权衡利弊后慎用
降脂药物：	
非诺贝特	FDA：C，权衡利弊后慎用
他汀类（阿托伐他汀、氟伐他汀、普伐他汀、瑞舒伐他汀、辛伐他汀等）	*禁用*。有使用后导致先天畸形的报道，由于减少胆固醇的合成，可能影响胎儿的发育

续表

药物	FDA 分级和特殊说明
皮肤科用药	
治疗痤疮用药：	
维甲酸、异维甲酸	***禁用***。存在致畸作用
阿达帕林	FDA：C，动物试验发现有致畸作用
其他：	
林旦	***禁用***。也不要使用含这一成分的阴道棉条
米诺地尔	FDA：C，孕晚期使用，有导致新生儿多毛症的报道
鬼臼毒素	***禁用***。有新生儿死亡和胚胎毒性的报道

参考文献：

1. 《Drugs in Pregnancy and Lactation : A Reference to Fetal and Neonatal Risk》。Tenth Edition Gerald G. Briggs,etc.

2. Uptodate database.

3. 孙安修主编，《孕妇哺乳期妇女用药指导》，人民卫生出版社，2012 年。

▼Q&A 快速参考

孕期用药

孕期药物分级

第 32 页　孕妈妈用药需要遵循什么原则？

孕早期“全或无”理论

第 35 页　单位组织体检照了 X 光，感冒也吃过一些感冒药，最近发现意外怀孕了，宝宝还能要吗？

第 36 页　女性房事后吃了紧急避孕药，结果还是怀孕了，宝宝是否还能要？

孕吐

第 38 页　我现在孕八周，妊娠反应非常严重，几乎是吃了东西就反胃吐出来，请问有什么方法可以减轻孕吐？

感冒

第 38 页　我怀孕 17 周，前几天开始嗓子疼，这两天就感冒了，发烧、流鼻涕、咳嗽，吃过几袋同仁堂的感冒清热颗粒还是不见好，请问应该怎么办？

第 39 页　孕期患流行性感冒，症状主要是发烧、浑身无力，该如何处理？

第 40 页　孕期流行性感冒该如何预防？

鼻炎

第 42 页　最近打喷嚏、流鼻涕、鼻塞等症状比较严重，如何知道自己是普通感冒还是过敏性鼻炎？

第 43 页　孕期缓解过敏性鼻炎用什么方法比较安全呢？

第 43 页　孕期过敏性鼻炎用生理性盐水仍然无法控制，可以使用药物吗？激素类鼻腔喷剂是安全可用的吗？它的作用原理主要是什么呢？

第 44 页　激素类鼻喷剂目前市面上有很多选择，哪种药对孕妇来说是比较安全的呢？

第 45 页　患过敏性鼻炎，孕期是否可以吃扑尔敏？

痤疮

第 45 页 备孕或孕期可以用异维 A 酸治疗痤疮吗?

湿疹

第 47 页 湿疹护理有哪些需要注意的地方吗?

第 47 页 如果做了以上护理，湿疹还没好，可以用药物吗？用什么药物比较安全呢?

妊娠纹

第 48 页 孕期为什么会长妊娠纹？是所有人都会长吗?

第 49 页 市面上有很多产品说可以有效预防妊娠纹，购买这些产品需要注意些什么?

尿频

第 49 页 孕 10 周，半夜总会起夜，感觉有尿意，比较影响睡眠质量，这种情况正常吗?

便秘

第 50 页 孕期为什么容易便秘?

第 51 页 从生活方式上如何调理便秘?

第 52 页 通过生活方式干预无法调节的便秘，用什么药物比较安全呢?

失眠

第 53 页 孕期情绪波动比较大，经常失眠，有办法可以缓解吗?

第 53 页 孕期失眠自我调整不好，可以使用安眠药吗?

腿抽筋

第 54 页 孕 20 周，半夜经常发生腿抽筋，严重影响睡眠，是什么原因呢？有办法缓解吗?

疫苗接种

第 54 页 备孕或孕期可以接种风疹疫苗吗?

铁剂、钙剂补充

第 56 页 孕期需要补充铁剂和钙剂吗?

中药服用

第 57 页 怀孕期间感冒，吃中药和中成药安全吗？药盒上写着“禁忌：尚不明确”，能理解为对孕妇无害吗？

抗生素使用

第 57 页 我孕期 4 个月，咳嗽咳得肚子疼，说话时气喘，不得已看医生，开了阿莫西林，医生说不吃药对宝宝会有影响，请问在怀孕期间可以用抗生素类药物吗？

第 58 页 孕期应该避免使用的抗生素有哪些呢？

化妆原则

第 59 页 怀孕时能不能化浓妆、涂指甲油呢？

哺乳期用药

哺乳期禁用药物

第 67 页 哺乳期有哪些药物是不推荐使用的呢？

用药剂量控制

第 70 页 哺乳期用药时选择儿童剂量或者吃一半的剂量，会不会对宝宝伤害小一点？

药品说明书查阅

第 71 页 遇到哺乳期用药问题，我应该听医生的还是应该自己查阅药品说明书参考呢？

母乳喂养

第 73 页 母乳好还是配方奶好？母乳喂养的话，一般喂到宝宝多大呢？

乳头咬破

第 73 页 乳头被宝宝咬伤，能否涂抹金霉素软膏或莫匹罗星来避免感染？

乳腺炎

第 74 页 哺乳期得了乳腺炎怎么办？可以吃药吗？

第 74 页 治疗乳腺炎使用的抗生素会对宝宝产生影响吗？

第 75 页 乳腺炎使用抗生素治

疗期间是不是最好暂停哺乳？有没有好的方法既可以让妈妈哺乳又可以把对宝宝的危害降到最低呢？

第75页 我得乳腺炎好长时间了，总是反复发作，大概每三周就复发一次，请问是什么原因呢？

暂停哺乳

第76页 哺乳期用药期间医生建议暂停哺乳，那我停药后多久可以继续哺乳呢？

回奶

第77页 妈妈什么情况下不可以哺乳？

感冒

第78页 哺乳期感冒，就是流鼻涕，外加有点咳嗽，也不是很严重，需要吃药吗？

第79页 据说感冒时要多吃水果，或者补充维生素C，是这样吗？

第79页 哺乳期感冒症状比较严重，用药的话需要注意什么？

第80页 针对感冒引起的发烧、头痛、咳嗽和喉咙痛等症状，哺乳期有能用的药吗？

第82页 最近一段时间工作很忙，总是加班，忙完一段时间后就会感冒，请问经常感冒是不是也跟身体缺少休息有关呢？

鼻炎

第82页 哺乳妈妈患过敏性鼻炎该如何缓解？

湿疹

第83页 哺乳期乳房皮肤患了湿疹可以用药吗？药物会进入乳汁吗？

荨麻疹

第83页 为什么会得荨麻疹？如何预防荨麻疹再次发生呢？

第84页 哺乳期间得了荨麻疹可以吃什么药呢？实在太难受了，每天都无法入睡，痒的时候头发都要抓掉了还不敢吃药。

带状疱疹

第85页 得了带状疱疹，医生给开了阿昔洛韦片治疗，请问可以继续哺乳吗？

脚气

第 85 页 哺乳期脚气发作是否可以用达克宁?

眼睛过敏

第 86 页 最近因为过敏眼睛充血、瘙痒，请问哺乳期可以用什么眼药水来缓解吗?

眼睛干涩

第 86 页 眼睛一直比较干涩，哺乳期可以用什么眼药水来缓解吗?

急性结膜炎

第 87 页 得了急性结膜炎，医生开了可乐必妥（0.5% 左氧氟沙星滴眼液），它的主要作用是什么？滴这个眼药水的时候能不能喂奶?

胃病

第 89 页 哺乳期妈妈胃疼能吃药吗?

腹泻

第 89 页 哺乳期妈妈腹泻该怎么办？能吃药吗?

疫苗接种

第 90 页 宝宝不到 6 个月，不可以接种流感疫苗，那妈妈需要接种吗?

减肥药

第 90 页 生完宝宝，体重增加了很多，马上产假结束要上班了，想用减肥药瘦身，哺乳的话会对宝宝有伤害吗?

第 91 页 市面上的减肥药广告播放得热火朝天，难道这些产品都不靠谱吗?

避孕

第 93 页 哺乳期疏忽大意，同房时忘记采取保护措施，可以吃紧急避孕药毓婷吗?

疫苗接种

疫苗制备工艺

第103页 请问宝宝当月要打的疫苗是一起打呢，还是分开一段时间打呢？

卡介苗

第104页 宝宝打完卡介苗需要复查吗？

乙肝疫苗

第104页 宝宝目前由于湿疹导致满月时乙肝疫苗没法接种，延后接种会有影响吗？

麻腮风疫苗

第104页 如何预防麻疹？如果我只预防麻疹，也需要接种麻腮风（麻疹、腮腺炎、风疹）疫苗吗？

第105页 麻腮风疫苗接种后多久可以起效？

第105页 对鸡蛋过敏的人能接种麻腮风疫苗吗？还有哪些人是不能接种该疫苗的？

第106页 接种麻腮风疫苗以后可能会出现哪些不良反应？

第106页 为何北京规定孩子8月龄打麻风疫苗，18月龄打麻腮风疫苗，而美国则规定孩子12月龄打麻腮风疫苗呢？

二类疫苗

第107页 二类疫苗宝宝要不要打呢？

肺炎疫苗

第109页 7价肺炎、13价肺炎和23价肺炎疫苗有什么区别？

第110页 错过了7价肺炎疫苗的接种时间，还能补种吗？

流感疫苗

第111页 为什么宝宝打了流感疫苗还会得流感？

狂犬病疫苗

第111页 昨天下午，宝宝被一只小流浪猫抓出了一点点血丝，请问要打针吗？

破伤风疫苗

第 112 页 宝宝被生锈的刀片划了一道口子，需要打破伤风吗？

宝宝湿疹用药

了解湿疹

第 119 页 湿疹是由于皮肤太湿吗？

第 120 页 湿疹有什么特征？跟痱子有何区别呢？

第 121 页 湿疹有能断根的药吗？可以自愈吗？

缓解瘙痒

第 122 页 针对湿疹导致的皮肤瘙痒，有什么安全的药物可以缓解吗？

皮肤破溃

第 123 页 宝宝得了湿疹，因为痒经常挠，有时甚至会破口流水，怎么办呢？

疫苗接种禁忌

第 123 页 宝宝患湿疹期间可以接种疫苗吗？

外用激素软膏

第 124 页 对于湿疹，只用润肤霜就可以搞定了吗？宝宝湿疹，去医院时医生给开了外用激素软膏，因为担心副作用，一直没敢用。

第 125 页 市面上的激素软膏有各种类型，它们都可以让宝宝使用吗？强弱有区别吗？用法是不是都一样呢？

第 126 页 激素软膏怎么用啊？直接涂抹就可以了吗？用量大概是多少啊？用多长时间呢？

第 127 页 宝宝患了湿疹去医院，医生给开了艾洛松和他克莫司软膏，让交替使用。请问他克莫司软膏也是一种激素吗？可以让宝宝使用吗？

中药膏

第 128 页 之前在某诊所为宝宝开了一个中药膏，说是祖传秘方，纯中药成分，不含激素。宝宝涂上几天就好了，您觉得这种药靠谱吗？

过敏原查找

第 129 页 湿疹既然是过敏引起的，那么只要远离湿疹过敏原就能预防宝宝湿疹。是不是哺乳期妈妈就不能吃鸡蛋和牛奶了，否则宝宝就容易患湿疹呢？

第129页 是不是患湿疹的宝宝都应该去查下过敏原呢？有的老人说很多小孩断奶后湿疹就好了，是这样吗？

衣服面料选择

第130页 夏天天气较热，能给湿疹宝宝穿真丝类衣服吗？

气候影响

第130页 宝宝胳膊和腿突然出现很多湿疹，晚上最严重，早晨情况好一点，天气热时是否易患湿疹？

尿布疹用药

了解尿布疹

第137页 什么是尿布疹？

第137页 宝宝为什么会得尿布疹？

治疗和护理

第138页 尿布疹有什么好的护理和治疗建议吗？

爽身粉使用

第140页 宝宝用的爽身粉能够代替护臀霜吗？

宝宝感冒用药

了解小儿感冒

第148页 宝宝感冒是不是分很多种呢？现在冬天一换衣服就受凉了，然后流鼻涕，有时衣服穿多了出汗也会感冒，这是为什么呢？平时又应该注意哪些方面呢？

第149页 宝宝15个月，感冒不能时常吃药和打针。在日常家庭护理中，细菌性感冒和病毒性感冒有什么需要注意区别的吗？

第150页 宝宝23个月，怎么分辨是热感冒还是流行性感冒，还是冻感冒啊？每一种感冒需要怎样护理呢？

第150页 最近我们这边发生肠胃性感冒（胃肠不舒服）的宝宝特别多，比如我朋友的宝宝才3个月，没有添加辅食，也得了肠胃性感冒。我家宝宝1月27日也发烧了，后来去儿童医院确诊为肠胃性感冒。没多久，我姐姐家的宝宝也得了肠胃性感冒。想咨询一下，是不是过年期间串门走亲戚，大人身上带的细菌传到宝宝身上了呢？

发烧

第 151 页 我的宝宝发烧了，体温不到 38.5℃，我想给他物理降温，具体应该怎么做呢？

第 152 页 宝宝发烧了，听说需要多喝水，可以帮助降温，但是宝宝不爱喝水，有什么好办法给宝宝喂水吗？

咳嗽

第 153 页 宝宝感冒后咳嗽比较厉害，已经影响到了日常生活，该怎么办呢？

第 156 页 13 个月宝宝咳嗽有痰，好像咳出来在嘴巴里了，但是她不会吐又吞回去了，吞下去的痰是不是又回到原来的地方了？这样反复是不是会导致咳嗽时间加长啊？

第 156 页 宝宝 11 个月了，最近经常咳嗽，嗓子总是呼哧呼哧的，反复感冒，请问医生应该如何处理，平时又该注意哪些地方呢？

肺炎

第 157 页 感冒引起的咳嗽是不是很容易转肺炎？孩子出现什么样的症状时家长需要怀疑是不是肺炎？

流涕

第 157 页 带着宝宝去逛街，商场人满为患。回家第二天，宝宝先是流稀鼻涕，后来就是黏鼻涕，吃药好几天也不好，鼻子周围都破了，鼻子也不让擦，一擦就哭。请问这种情况应该怎么办？

感冒药服用

第 158 页 宝宝 4 岁，在感冒初期是一发现症状就用药控制还是让其自身作抵抗？说到用药，哪些药品比较安全呢？

退烧药服用

第 160 页 家里有很多感冒药，像泰诺林、美林、泰诺、艾畅、惠菲宁等，这些感冒药都是可以用来退烧的吗？可以一起用吗？

第 161 页 宝宝发烧了，体温 38.5℃，我需要给宝宝吃退烧药吗？

请问在什么情况下该给宝宝用退烧药呢？用哪种退烧药比较好呢？

第 162 页 我的宝宝夜里发高烧 38.8℃，不过睡得还好，不想把宝宝叫醒吃退烧药，有其他退烧的办法吗？

消炎药服用

第 164 页 有同事说，宝宝感冒一定有炎症，吃感冒药的同时要给宝宝吃消炎药，这种说法对吗？

输液禁忌

第 164 页 人们常说输液治疗感冒好得快，对吗？

中药治疗

第 165 页 听说中药没有不良反应，我给宝宝喂中药可以吗？

通过母乳喂药

第 165 页 刚满 4 个月的婴儿，这几天一直流清水鼻涕，我作为妈妈，准备服用板蓝根冲剂，想通过母乳传输给婴儿，此方法可行吗？

增强抵抗力

第 166 页 如何让宝宝在日常生活中增强抵抗力？

幼儿急疹用药

了解幼儿急疹

第 173 页 什么是幼儿急疹？

第 174 页 怎么判断孩子得的是幼儿急疹？幼儿急疹的疹子大概是什么样子的呢？

第 174 页 幼儿急疹的疹子如何与麻疹、风疹和药物疹相区别？

第 175 页 为什么我的宝宝会得两次幼儿急疹呢？

治疗和护理

第 176 页 治疗幼儿急疹的药物有哪些呢？

第 176 页 如何护理患了幼儿急疹的宝宝？

预防幼儿急疹

第 177 页 幼儿急疹如何预防？

宝宝热性惊厥用药

了解热性惊厥

第 185 页 什么是热性惊厥？

第 185 页 为什么宝宝容易出现热性惊厥呢？

第 186 页 热性惊厥发作时的症状都有哪些？这种发作会损害宝宝的大脑吗？

应对热性惊厥

第 186 页 热性惊厥发作时，科学正确的应对措施是什么？

减少复发

第 188 页 热性惊厥会复发吗？会不会进展为癫痫？

第 188 页 是否有减少热性惊厥复发的方法？

疫苗接种

第 189 页 发作过热性惊厥的宝宝还能正常接种疫苗吗？

宝宝便秘用药

便秘的确诊

第 197 页 宝宝多长时间排便（大便）一次算正常？

第 197 页 什么情况才诊断为便秘？

第 198 页 我家宝宝纯母乳喂养，最近不是每天都排便，有时候会隔两三天才排一次，排便过程也不怎么费力，这种情况属于便秘吗？

便秘的原因

第 199 页 我家宝宝还不到 3 个月，只吃配方奶，他的便秘会跟配方奶有关吗？

第 199 页 宝宝现在 6 个月了，想给他逐渐添加辅食，但经常会引发他便秘，请问这是什么原因呢？

第 200 页 宝宝不到 1 岁，最近一段时间给他补口服液体钙，宝宝出现便秘的现象，请问补钙跟便秘有关系吗？

第 200 页 宝宝便秘的原因有哪些？

缓解便秘

第 202 页 宝宝便秘情况持续有一段时间了，上面的各种原因也都考虑并试过了，但还是没有缓解，我该怎么办呢？

第202页 便秘的药物选择有哪些呢？

第 204 页 听说美国有一种叫 Miralax 的通便药，含聚乙二醇 3350，我想问这种通便剂安全性高吗？可以长时间服用吗？

第 205 页 宝宝便秘，但他又不爱吃蔬菜、水果之类的食物，怎么办呢？

肛门撕裂

第 205 页 宝宝肛门撕裂，不敢拉大便，怎么办？

反复便秘

第 206 页 宝宝 1 岁半了，从 6 个月开始反复便秘，乳果糖喝到每天 15mL 效果还是不行，医生说要做检查排除是不是巨结肠，但听说这个检查有辐射，这个检查可以做吗？

排便训练

第 206 页 宝宝多大就可以对他进行排便训练了？有什么好方法吗？

宝宝秋季腹泻用药

了解秋季腹泻

第 215 页 腹泻和秋季腹泻有什么区别？

第 216 页 宝宝最近拉肚子，每天有五六次，请问是患上秋季腹泻了吗？秋季腹泻的症状都有哪些？我该如何判断呢？

脱水

第 216 页 如何区分宝宝是轻、中度脱水还是重度脱水呢？

臀部溃烂

第 217 页 宝宝因为腹泻导致小屁股溃烂，该如何护理？

治疗和护理

第 217 页 宝宝腹泻，医生给开了双歧杆菌等益生菌，宝宝吃了也不怎么见效，这种药到底有没有用呢？

第 218 页 秋季腹泻是自限性的吗？需要用抗生素和抗病毒的药吗？

第 219 页 喝母乳的宝宝腹泻了，还可以继续喝母乳吗？喝配方奶的宝宝呢？

第 219 页 宝宝腹泻期间可以吃饭吗？一般认为饿一饿对宝宝有好处，是这样吗？

口服补液盐

第 220 页 口服补液盐在普通药店可以买到吗？

第 220 页 口服补液盐怎么用啊？是直接兑水给宝宝喝吗？水量多少有限制吗？

第 221 页 溶解好的口服补液盐要一下子都喝掉吗？宝宝平时也不怎么爱喝水，大概喂多少就够了呢？

第 221 页 口服补液盐不就是一些糖和盐的成分嘛，运动饮料和果汁可以取代口服补液盐吗？

预防秋季腹泻

第 222 页 怎样预防秋季腹泻？

宝宝川崎病用药

了解川崎病

第 228 页 什么是川崎病？患病孩子都会出现什么症状？

第 228 页 川崎病会传染吗？会遗传吗？

第 229 页 川崎病可以治愈吗？

第 229 页 如何判断孩子是否得了川崎病？是否需要立即带去医院就医？

治疗和护理

第 231 页 治疗川崎病都会用到什么药物呢？

第 231 页 宝宝发烧了，家里有阿司匹林，可以用来给他退烧吗？

第 232 页 宝宝服用阿司匹林，是饭前吃还是饭后吃呢？

疫苗接种禁忌

第 233 页 宝宝得了川崎病，

在医院内用了丙种球蛋白，宝宝再过几天就该打水痘疫苗了，请问可以接种吗？

宝宝蚊虫叮咬用药

红肿发炎

第 239 页 一天晚上孩子被咬了十多处，而且有些部位红肿厉害。这样的情况会导致孩子发高烧吗？应该怎么处理效果好一些呢？

第 239 页 我家宝宝 3 周岁 4 个月，皮肤容易过敏，被蚊虫叮咬后很容易起大包，又肿又痒，擦药都不太管用。如果抓破了还很容易留疤，去年蚊叮的印子到今年还在呢，看着孩子痒得难受心里真不是滋味。请问有什么妙招吗？可以给小孩吃一些消炎抗过敏的药吗？

第 240 页 昨晚宝宝被蚊子叮咬后，开始时疙瘩不明显也不发红，从上午开始疙瘩发红，红色面积变大，要好多天才能消。这种疙瘩擦炉甘石洗剂和芦荟都没有效果，应该怎样消除疙瘩呢？

第 240 页 宝宝被蚊虫叮咬后容易起包，怎样做可以快速有效地防止起包？我现在用的是曼秀雷敦的薄荷膏，可以吗？

第 241 页 3 个月大的宝宝脸上被蚊子叮了一下，可以用 Burt's Bees 小蜜蜂紫草膏吗？

驱蚊液

第 241 页 喷花露水等于喷农药？

第 242 页 除了避蚊胺成分外，还有哪些驱蚊成分临床证实安全有效？

第 243 页 驱蚊花露水要如何使用才最安全？

第 244 页 我家宝宝 1 岁了，前两天使用了驱蚊胺 7% 的驱蚊花露水，结果第二天起了一片红点，医生说是花露水过敏，可是这个不是 6 个月以上的宝宝就可以使用的吗？

物理防蚊

第 244 页 药物以外的驱蚊手段都有哪些？

民间偏方使用

第 245 页 我家宝宝刚过百天，请问用维生素 B_1 溶液洒到孩子身上能否防蚊？也有人说用一滴香油（芝麻油，简称“麻油”）滴在手上，两只手抹一下，涂在宝宝手和脚上，最后手上没油了，但还有香油的味道，就轻拍一下宝宝的脸，蚊子就不会咬宝宝了，是真的吗？

驱蚊贴和驱蚊手环

第 246 页 朋友推荐我给宝宝使用驱蚊贴、驱蚊手环或者驱蚊中药包，这些驱蚊产品可以给宝宝用吗？

补充维生素 D

了解佝偻病

第 253 页 听说不给宝宝补钙会得佝偻病，佝偻病是什么病？

维生素 D 缺乏

第 255 页 维生素 D 缺乏的原因是什么？

补充维生素 D

第 256 页 不同人群对维生素 D 的生理需求量是多少？如何预防维生素 D 缺乏？

第 258 页 我该给宝宝补充多少维生素 D？

第 258 页 宝宝服用维生素 D 需要到几岁？

第 259 页 我住在东北，日照很少。医生说我们这儿的孩子普遍缺维生素 D，给宝宝开了阿法骨化醇，让每天服 2 粒，连服 5 天，之后每天 1 粒补 3 个月。也有医生推荐我们打 1 针维生素 D，然后半年内不用额外补充。请问这样可以吗？

第 259 页 如果因感冒或生病在吃其他的药，是否应该停止服用维生素 D 呢？

第 259 页 如果我自己在吃的复合维生素里含维生素 D 2000 IU，宝宝是母乳喂养，还需要给宝宝每天补 400 IU 吗？

宝宝补充维生素 A+D

第 260 页 给宝宝补充维生素 D 和维生素 A+D 有什么区别？

第 261 页 都说每天补维生素 D 400 IU，可是伊可新一颗里面含 500 IU 呢，每天吃不会中毒吗？

第 262 页 我家宝宝是混合喂养，已加辅食。我从 3 个月开始给他吃维生素D，4个月儿保体检后，医生又给开了维生素A+D，让宝宝一天维生素D，一天维生素A+D这么轮流着吃。宝宝是应该继续吃一种，还是轮流吃呢？

补钙

第262页 宝宝除了补维生素D，还要补钙吗？

给宝宝喂药的常识

喂药前的准备

第271页 在给宝宝喂药前，需要做什么准备？

喂药姿势

第272页 给宝宝喂药的正确姿势是怎样的？

喂药时间

第272页 3岁以内的宝宝为什么不适合吃“药片”？

第272页 哪些药应该饭后吃？

喂药剂型

第273页 怎样把成人用的片剂减量喂给宝宝？

第274页 怎样给3岁以下的宝宝喂硬胶囊？

第274页 怎样给宝宝喂软胶囊？

第275页 怎样给宝宝喂糖浆？

第275页 肛门栓剂怎样用？

第276页 眼药水怎样滴？

第276页 宝宝贫血，医生给开了铁剂，能掺到牛奶中喂给宝宝吗？

喂药禁忌

第277页 给宝宝喂药有什么“禁区”？

第277页 哪些药不能用热水冲泡？

热门海淘药物

海淘药物前的准备

第283页 给孩子使用海淘药物前，有什么需要注意的？

护肤海淘药物

第283页 我给宝宝海淘了

Desitin婴儿护臀霜，据说能有效防治“红屁股”，是不是每次换尿布后都应该给宝宝抹一些？

第284页 听说小蜜蜂紫草膏是萃取的紫草精华，对切伤、蚊虫叮咬、瘀青、肿块，甚至轻微烫伤都有一定疗效，而且纯天然，无毒副作用，就连新生儿也可以安心使用，真的是这样吗？

海淘维生素

第284页 宝宝爱吃零食，我能把L'il Critters小熊宝宝多种维生素矿物质儿童软糖当零食给孩子吃吗？

第285页 ChildLife“三驾马车”真能起到增强免疫力的作用吗？

其他海淘药物

第285页 我在国外时，孩子发烧医生会推荐Nurofen或者Panadol，这与国内的美林或泰诺林成分一样吗？能够相互替代吗？

第286页 孩子前一阵拉肚子，我给他服用了Culturelle的LGG益生菌，效果不错，现在能继续服用吗？长期服用对宝宝的健康有没有影响？

冀连梅谈：
中国人应该这样用药

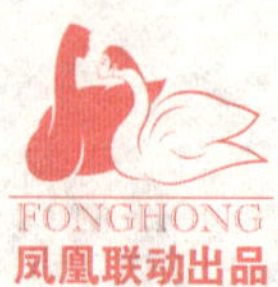
FONGHONG
凤凰联动出品